新世纪乡村医生培训教材

卫生防疫概论

（供乡村医生培训用）

主　编　刘文辉
副主编　姜旭光　王金凤　荆雪宁
陈　莉　于凤平　颜　勇
编　委　（以姓氏笔画为序）
于凤平　王金凤　王海凤
刘文辉　刘娟娟　陈　莉
荆雪宁　姜旭光　宫新叶
颜　勇

中国中医药出版社
·北　京·

图书在版编目（CIP）数据

卫生防疫概论/刘文辉主编．—北京：中国中医药出版社，2010.5（2019.4 重印）
新世纪乡村医生培训教材
ISBN 978－7－80231－938－7

Ⅰ.①卫…　Ⅱ.①刘…　Ⅲ.①卫生防疫－乡村医生－教材　Ⅳ.①R18

中国版本图书馆 CIP 数据核字（2010）第 064111 号

中国中医药出版社出版
北京市朝阳区北三环东路 28 号易亨大厦 16 层
邮政编码　100013
传真　010 64405750
河北纪元数字印刷有限公司印刷
各地新华书店经销
*
开本 787×1092　1/16　印张 10.25　字数 246 千字
2010 年 5 月第 1 版　2019 年 4 月第 3 次印刷
书　号　ISBN 978－7－80231－938－7
*
定价　29.00 元
网址　www.cptcm.com

如有印装质量问题请与本社出版部调换（010 64405510）

社长热线　010 64405720
读者服务部电话　010 64065415　010 84042153
书店网址　csln.net/qksd/

前　言

为了贯彻落实《中共中央、国务院关于进一步加强农村卫生工作的决定》和卫生部、教育部等五部委《关于加强农村卫生人才和队伍建设的意见》、国家中医药管理局《关于农村中医药人才培养和队伍建设的实施意见》等文件精神，各省、自治区相继开展了乡村医生中医学专业的培训工作，以满足广大的农村基层和城镇社区对实用性技能型中医药人才的迫切需求。能否培养出高素质的实用性技能型中医药人才，教材的选用是关键因素之一，为此，我们组织编写了乡村医生培训教材。

教材编写的指导思想与目标：以科学发展观为指导思想，以农村基层和城镇社区的在职、在岗中医药人员教育培训为重点，提高乡村医生中医药基本理论、基本知识和基本技能水平，突出实用性，侧重中医药临床能力的培养，提高其实际工作能力，使乡村医生通过接受中医药知识与技能培训，掌握基本知识，提高整体素质和服务水平，为农村基层和城镇社区培养出综合素质较高、技能水平过硬的实用性中医药人才。

教材编写的原则和基本要求：①教材科学定位：以培养高素质的乡村医生、提高乡村医生学历层次和业务水平为出发点，降低理论深度上的要求，建立实用技能体系。②突出中医药特色：教材在内容选取和编写上，要保持中医药特色，贯穿以能力培养为主线的思想，理论知识要宽泛，实践技能要突出，实践课要占到50%的比例。③教学体系合理：重视知识体系和能力体系的统一，重视理论和实践的结合，要充分体现乡村医生在学习中的主体性，教材编写要有利于学生学习。④实行主编负责制：由主编组建各教材编委会，并提出主导意见和编写大纲，经编委会充分讨论修改、完善后执行。由主编落实各参编人员的编写任务。各参编人员根据讨论通过的编写原则、要求，负责分工编写，在规定时间内完成参编部分的稿件。最后由主编统稿、定稿，交付出版社。

编写科目：编写的科目主要分为中医与西医两大类，具体包括：中医基础学、中药学、方剂学、人体解剖学、生理学、药理学、诊断学基础、中医内科学、内科学、中医外科学、中医妇科学、中医儿科学、心身医学、卫生法规、卫生防疫概论、常见急症处理、古典医著选、针灸推拿学、常用护理技术、中草药基础知识等共20门课程。

由于乡村医生培训教材是我国第一套针对乡村医生中医学专业的系统而全面的系列教材，涉及面较广，是一项全新而复杂的系统工作，从教材的选定到内容的确定，我们做了大量的探索性的工作。即使如此，本套教材也难免有不足甚至是疏漏之处，敬请各教学单位、各位教学人员在使用过程中发现问题时，多提宝贵意见，以便我们及时改进，使教材的质量不断提高，真正地为“培养出综合素质较高、技能水平过硬的实用性中医药人才”而编写出高质量的培训教材。

乡村医生培训教材编审委员会

2009年12月

编写说明

为贯彻落实《中共中央、国务院关于进一步加强农村卫生工作的决定》和卫生部、教育部等五部委《关于加强农村卫生人才培养和队伍建设的意见》，按照国家中医药管理局办公室《关于实施乡村医生中医专业学历教育项目的通知》的要求，在乡村医生中医学专业教材编写委员会的组织领导下，我们编写了本教材。本教材以乡村医生培训教材《卫生防疫概论》教学大纲为依据编写而成，供全国乡村医生中医学专业学员使用，对其他从事中医教学、医疗、生产及管理工作者亦有一定的参考和使用价值。

本教材分为上篇和下篇两部分。上篇介绍卫生防疫学的知识，共八章，分别为环境与健康、营养与食品卫生概论、劳动卫生与职业病、学校卫生概论、传染病的预防与控制、预防接种和计划免疫、地方病预防与控制、社区卫生保健；下篇介绍与卫生防疫密切相关的免疫学与病原生物学的基础知识，共两章，分别为免疫学基础、病原生物学，简要阐述免疫学、微生物学、人体寄生虫学基础知识和基本理论，为学习卫生防疫做准备。

本教材强调教材内容必须服务、服从于乡村医生中医学专业教育的科学定位与人才培养目标，遵循“基础理论够用、适度，技术应用能力强”的宗旨，把握“基本知识、基础理论、基本技能”的要点，体现思想性、科学性、先进性、实用性和启发性的要求，力求克服内容偏多的弊端，突出“简明扼要”的特色，删繁就简，重点突出。本教材注重密切联系相关课程和联系临床，阐明卫生防疫的相关知识，为乡村医生学习其他基础医学和临床医学课程、从事农村卫生工作奠定必要的基础。

本教材中的专业名词、数据和单位名称，是按国家规定标准或参考高等医药院校的有关教材编写的。

本教材在编写过程中，得到许多同道们的帮助和大力支持，并参考了国内众多教材、书籍的经验和精华，所以本教材的编写也包含了各位前辈、老师们的辛勤劳动和汗水；教材的编写在中国中医药出版社的指导下进行，保证了教材的质量。在此一并致以衷心的感谢。

由于编者水平所限，教材中错误和缺点在所难免，敬请广大医务工作者和读者提出宝贵意见，以便再版时修订提高。

编者

2010年4月

目　录

下篇　免疫与病原生物学基础知识

绪　言

一、卫生防疫学的概念、研究对象及方法

卫生防疫学是一门预防医学，是医学科学的一个重要组成部分，是贯彻预防为主方针的一门主要学科。卫生防疫工作也是我国卫生事业的重要组成部分。

卫生防疫学以“环境－人群－健康”为模式，以人群为主要研究对象，应用预防医学的理论和技术，重点研究环境因素对人群健康的影响，疾病在人群中发生、发展和分布的规律，并研究预防、控制和消灭疾病的措施、对策和方法，从而改善卫生状况，达到促进健康、预防疾病、防制伤残、延年益寿的目的。

卫生防疫学的研究方法很广泛，需要运用基础医学和临床医学的知识和方法，尤其是要运用预防医学中的卫生学、流行病学、卫生统计学方面的知识和技能，来综合分析和研究各种环境因素对人体健康的影响。同时，为制定各种卫生防疫措施，其在研究方法上也涉及有关工程方面的知识和技术。

二、卫生防疫学的内容与任务

卫生防疫学的内容广泛，一般分为环境卫生、营养与食品卫生、劳动卫生与职业病防治、学校卫生、流行病学、卫生统计学等独立学科。同时，随着科学技术的进步，人们对健康需求的提高，卫生防疫工作已成为卫生保健的主要内容。本教材从系统性和实用性出发，编写了环境卫生、营养与食品卫生、劳动卫生与职业病、地方病、传染病管理、计划免疫和初级卫生保健等章节，使学生通过学习对该门学科有一个全面系统的了解。卫生防疫学的任务在于认识、改造客观世界，以利于保护和促进人体健康。具体任务包括以下几个方面：

1. 阐明各种环境因素对人体健康的影响。
2. 研究利用有利因素提高健康水平的方法。
3. 研究制定影响健康的有害因素的防护措施。
4. 研究疾病在人群中发生、发展的原因和分布规律，以及预防、控制措施和对策等。

三、卫生防疫学与现代医学模式

随着医学科学的发展，医学模式已从传统的“生物医学模式”向“生物－心理－社会医学模式”转变。这一新的医学模式表明，生物因素已不是导致人类疾病的唯一因素。而心理、社会因素对人体健康的影响，已越来越引起人们的高度重视。因此，卫生防疫也应适应医学模式的转变，将生物学预防扩大到社会预防和心理预防。在对传染性疾病预防的同时，亦要加强对慢性非传染性疾病（如高血压、心脏病、脑血管意外、糖尿病等）的预防。

四、卫生防疫学与健康观

随着科学技术的发展和社会的进步，人们对医疗卫生服务的需求已经不满足于有病就医，而是如何健康长寿。世界卫生组织（WHO）对健康的概念是：“健康是身体上、精神上和社会适应上的完好状态，而不仅仅是没有疾病和虚弱。”医学的目标已经从减轻病人痛苦与恢复健康，扩展到维护健康，进而发展到促进健康，卫生防疫学即担负着预防、控制疾病和促进健康的重任。

健康是一个动态的概念，影响人体健康的主要因素有：①环境因素，包括生物、物理、化学、社会等因素；②行为因素，包括营养、风俗习惯、嗜好（吸烟、酗酒）、交通工具、体质锻炼、精神紧张等；③卫生服务，如社会医疗卫生设施、医疗卫生制度及其利用等；④生物遗传因素。这四个因素相互依存，其中环境因素对健康起重要作用，其次是行为因素、卫生服务及生物遗传因素。新健康观的确立，促进了卫生防疫学向更高层次发展。

五、卫生防疫与三级预防原则

现代预防医学理论认为，采取卫生保健措施应为全方位的，通过不同级别在全体居民中实施，统称三级预防原则。卫生防疫作为预防医学的一部分，也应遵循这一原则。我国古代在《千金要方》中就提出“上医医未病之病，中医医欲病之病，下医医已病之病”。将疾病分为“未病”、“欲病”、“已病”，与现代主张的三级预防的概念十分相似。

（一）第一级预防

第一级预防又称病因预防，包括三方面措施。

1. 宏观根本性措施 即从全球性预防战略和各国政府策略和政策考虑，建立和健全社会、经济、文化等方面的措施。如为了保障人民身体健康，国家和政府可颁布各种卫生防疫法规来实施第一级预防。

2. 针对机体的措施 可针对整个人群，也可对选择人群和健康的个人实施预防。如开展健康教育，注意合理营养和身体锻炼，培养良好的行为与生活方式，提高抗病能力；有组织地进行预防接种，提高人群免疫水平，预防各种传染性疾病等。

3. 针对环境的措施 开展环境保护，防止大气、水源、土壤、食品等不被污染，达到国家规定标准；开展环境卫生、劳动卫生、食品卫生、学校卫生等的监督管理工作，加强对公共场所、厂矿车间、食品生产经营单位和学校的卫生监督监测，防止有害、有毒物质对人体健康的危害，以创造一个有益于身心健康的自然环境和生活、工作环境。

（二）第二级预防

第二级预防也称临床前期预防，即在疾病的临床前期做好早期发现、早期诊断、早期治疗的“三早”预防措施。慢性疾病多是致病因素经过长期作用引起的，而且疾病的发展过程较长，可通过普查、筛检、定期健康检查、高危人群重点项目检查，以及设立专科门诊等办法做到早期发现疾病。传染病的早期发现和早期诊断，有助于对病人的及时隔离、治疗和采取相应的卫生防疫措施。

（三）第三级预防

第三级预防即临床预防，如对已患某病的患者，及时采取有效的治疗措施，防止病情恶化，预防并发症或伤残；对伤残者积极进行生理和心理的康复医疗，使病人尽可能参加社会活动，益寿延年。中医的针刺、艾灸、推拿等手段和方法，在康复治疗中有肯定的疗效，值得推广。

对不同类型的疾病，有着不同的三级预防策略。对大多数疾病而言，都应强调第一级预防；对于恶性肿瘤则更应强调第一级预防和第二级预防；有些疾病的病因是多因素的，则要按其特点通过筛检、早期诊断和治疗改善预后等措施，进行综合预防，如对心脑血管疾病、糖尿病等除针对其危险因素开展第一级预防外，同时还要兼顾第二级和第三级预防。

六、我国的卫生防疫工作

早在新中国建立初期，我国政府就制定了“面向工农兵、预防为主、团结中西医、卫生工作与群众运动相结合”的卫生工作四大方针。1991 年第 7 届全国人民代表大会第九次会议通过了该时期的卫生工作方针，即“贯彻预防为主，动员全社会参与，中西医并重，为人民健康服务”。1997 年 1 月，在《中共中央国务院关于卫生改革与发展的决定》中，指出了新时期的卫生工作方针是“以农村为重点，预防为主，中西医并重，依靠科技与教育，动员全社会参与，为人民健康服务，为社会主义现代化建设服务”。由此可见，虽然不同时期有不同的卫生工作方针，但是“预防为主”始终是我国卫生工作方针的主要内容。几十年来，由于认真贯彻了“预防为主”的卫生工作方针，我国的卫生防疫工作有了很大的发展，取得了举世瞩目的成就。

在 20 世纪 50 ~ 60 年代，我国集中力量消除了许多严重危害人类健康的传染病和寄生虫病。1962 年消灭了天花，比全球范围内的天花灭绝提前了十多年，甲、乙类传染病的总发病率一直平稳下降（平均每年下降 13.72%），死亡率逐年减少（平均每年下降 11.73%）。传染病的死因顺位已从 1952 年的第 1 位降到 2004 年的第 10 位之后。陆续消灭或基本消灭了古典型霍乱、鼠疫、回归热、黑热病、斑疹、伤寒等严重危害人民健康的传染病。许多地方病如疟疾、麻风病、丝虫病和血吸虫病的疫区迅速缩小并已被基本控制。自 1978 年以来，我国计划免疫工作进展迅速，目前，我国计划免疫覆盖率和预防接种质量均处于较高水平。麻疹、白喉、百日咳、脊髓灰质炎等传染病发病率逐年下降并得到基本控制，自 1995 年起，我国居民中未再发现野毒株所致的脊髓灰质炎病例。为了防治碘缺乏病，国内已有 80% 的省市普遍食用碘盐。另外，我国人口死亡率由新中国成立前的 25‰下降到 1999 年的 7‰，婴儿死亡率由新中国成立前的 200‰下降到 2002 年的 29‰，人口平均期望寿命由新中国成立前的 35 岁上升到 1999 年期望寿命 71 岁。这些重要健康指标已超过其他发展中国家，高于世界平均水平，有些指标已接近发达国家的水平。我国卫生防疫的法制体系不断健全，现已有传染病防治法、食品卫生法、职业病防治法，以及公共场所、尘肺防治、学校卫生、放射防护等管理条例，卫生保健、疾病防治正逐步走上法制化管理轨道。

全国城乡卫生服务体系—三级预防保健网已基本形成并初具规模。县有卫生防疫站和其他专科疾病防治所（站），如结核病、精神病、地方病等防治（院）所；乡镇卫生院有防保站（组）；村卫生室有分管的乡村医生或卫生员。在城市社区，普遍建立的社区卫生服务中心（站），承担辖区内的医疗和疾病预防、妇幼保健等工作，开展社区卫生保健服务。进入21世纪后，随着疾病谱的变化和加入WTO，我国的卫生防疫体制又面临一次重大改革，在县及县以上卫生防疫站的基础上，组建卫生监督局（所）和疾病预防控制中心，实行卫生监督与疾病防制相分离。卫生监督局依据有关法规，发放卫生许可证，代表政府行使卫生监督执法职能；疾病预防控制中心则负责辖区内疾病预防、健康体检、卫生监测、健康教育等工作，指导和参与社区卫生服务和初级卫生保健。

七、学习卫生防疫学的目的与要求

我国在公元前就有了卫生防疫思想的萌芽，公元前四世纪《庄子》一书中已有“卫生”二字，《易经》中就提出“君子以思患而豫（豫同预）防之”，“疫”正是我国从古至今对传染病的称谓。《黄帝内经》中提出：“圣人不治已病治未病，不治已乱治未乱……夫病已成而后药之，乱已成而后治之，譬如临渴而掘井，斗而铸锥，不亦晚乎！”《淮南子》：“良医者常治无病之病，故无病，圣人者常治无患之患，故无患也。”由此可见，我国古代人民不仅具有预防观点，而且对卫生防疫工作给了高度的重视与评价。我国古代书籍也记载了不少人们预防疾病的具体方法和措施，有些方法和措施一直沿用至今，对维护人们身体健康起到了重要作用。

中医药专业的学生通过本课程的学习，可以完整地掌握现代医学体系，树立“预防为主”的思想，了解环境因素与健康的关系，以及疾病在人群中发生、发展和分布的规律，熟悉改善环境、预防和控制疾病的措施和方法，以便更好地为保护人民身体健康服务，也为今后继续学习打下基础。

特别是随着医学模式的转变，社会的进步和人民对健康需求的不断增长，基层社区医卫生保健服务已越来越引起人们的重视。这更需要大批既会中医、又懂西医，既会医疗、又懂预防的全科医生。因此，学习卫生防疫学更有其重要意义。具体学习要求是：

1. 树立预防为主的思想 了解卫生防疫学的基本理论和技能，认清医学发展的方向和医学模式转变的深远意义，全面完整地理解健康和疾病的概念；善于分析影响健康和疾病发生、发展的规律；运用三级预防观点处理日常医疗预防保健康复的有关问题。

2. 学会开展初级卫生保健和社区卫生保健服务 利用各种形式参加各项社区卫生保健活动；与当地卫生机构和有关部门搞好协作，不断满足人们日益增长的卫生保健需求。

上篇　卫生防疫概论

第一章　环境与健康

第一节　环境与环境污染

环境是人类赖以生存的物质基础，人和环境之间始终保持着紧密不可分割的联系。在人类的生存和发展进程中，人类一方面利用有利的自然环境条件，另一方面按照自身的需要主动地改造自然环境，如把原野和森林变成农田和牧场，发展种植和畜牧业，以增加食品及生活资料供应的多样性和稳定性；工业革命，应用新的科学技术，开矿冶炼、加工制造、化工合成等，以丰富人类的物质条件，创造更加舒适方便、有利于人类生存和繁衍的生活环境。但与此同时，人类的这些生产活动也带来了诸如生态破坏、环境污染、自然资源耗竭等环境问题，对人类健康所造成的威胁，规模之大，影响之深远，是人类始料不及的。因此，环境与健康的研究已成为当前的迫切课题，也必将是人类生存和发展中重要的、永恒的主题。

一、环境的概念与分类

（一）环境的概念

环境是一个很复杂的体系，它包括了一切客观存在的，与人类生存有关的自然及各种社会条件。世界卫生组织专家委员会给环境的定义是，“在特定时刻由物理、化学、生物及社会的各种因素构成的整体状态，这些因素可能对生命机体或人类活动直接或间接地产生现实的或远期的作用”。

（二）环境的分类

1. 按环境要素的属性，可分为自然环境和社会环境。

（1）自然环境：是指围绕着人群的空间及其中可以直接或间接影响到人类生活、生产的一切自然形成的物质、能量的总体。其可分为大气环境、水环境、土壤环境、生物环境、地质环境等，是本章介绍的主要内容。

（2）社会环境：是指人类在自然环境的基础上，通过长期有意识的社会劳动所创造的人工环境。其可分为聚落环境、交通环境、文化环境等，包括社会政治、经济、文化、教育、人口、风俗习惯等诸多因素，人不能脱离社会生存，所以人类生存的环境是自然环境和社会环境的统一体，后者也越来越受到人们的重视。

2. 按环境是否受过人类活动的影响，可分为原生环境和次生环境。

（1）原生环境：指天然形成的、基本上未受到人为活动影响的自然环境。

（2）次生环境：是指人类活动影响下形成的环境，其中的物质交换、迁移和转化，以及能量和信息的传递都发生了重大变化。人类在改造环境的过程中，如不能使次生环境优于原生环境，则会给人类带来危害，如大量砍伐森林，占用耕地，大量排放废水、废气、废渣等，都会给人类的健康带来不良影响。

3. 在我国1982年颁布的《中华人民共和国宪法》中，以人类与环境相互作用的性质和特点把环境分为生活环境和生态环境。

（1）生活环境：是指与人类生活关系密切的各种自然的和人工的环境条件，如居住、工作、娱乐和社会活动环境。

（2）生态环境：是指有不同类型、不同层次的生态系统所构成的大自然环境。从广义上讲，生态环境可以包括生活环境，两者的区别在于，生活环境主要是由人工改造或创造而成的，生态环境主要是自然形成的。

二、构成环境的因素

（一）生物因素

在自然界中，动物、植物、微生物组成了一个有机整体，大量的生物生存在距地表上下100米的环境中。各种生物之间相互依存，相互制约，互为环境，通过食物链进行能量传递和物质交换。生物作为自然环境的组成部分，与人类关系密切，是人类赖以生存的物质条件。但是，某些生物也可以成为人类疾病的致病因素或传播媒介。例如，病原微生物可通过空气、土壤、水和食物等，引起传染病。有些真菌能产生毒素，如黄曲霉毒素等会污染食品，危害人类健康。许多动物和昆虫在传播某些人类传染病方面也有重要的作用。有些生物可产生毒素，通过一定的方式和人类接触也能造成危害，如毒蛇咬伤、误食河豚等。

（二）化学因素

环境中的空气、水、土壤、岩石中存在着种类繁多、性质各异的化学物质，与人体内的化学物质达到动态平衡。化学物质过多和不足均可影响到人体的健康。在工农业生产和生活中，会产生很多化学物质。据估计，环境中有200多万种人工合成的化学物质，每年约增加1000多种新的化学物质。大量的化学物质进入环境，在为人类创造物质财富的同时，也给人类带来危害。例如有害气体一氧化碳、氮氧化物等；有毒重金属或类金属，如汞、铬、铅、镉、锰、砷等；有机毒物酚、氰化物、苯胺、亚硝胺、卤代烃、芳香烃、多氯联苯；一些杀虫剂和除草剂等。

（三）物理因素

地球上充足的阳光和适宜的气候是人类生存的必要条件。生产和生产环境中气温、气湿、气流、气压等气象条件的各种变化，阳光中的电磁辐射及天然放射元素产生的电离辐射等物理因素，均与人类生活和健康有着密切的关系。例如，放射性物质的人为污染，可使环境中电离辐射强度增大；微波和激光的应用，可使周围环境出现微波辐射；机器运转和交通运输，可产生噪声和振动等。

（四）社会心理因素

社会因素包括政治、经济、文化教育、人口状况、卫生保健、生活方式等，都与人类生活和健康有着密切关系。社会因素对人类健康的影响，主要是通过人的心理感受起作用的，心理因素是社会因素在人大脑中的反映，并通过心理素质的折射而构成其具体内容。所以，社会因素与心理因素经常是密切联系在一起的，故称之为社会心理因素。

三、环境污染及其对健康的影响

（一）环境污染的概念

由于各种人为的原因使环境的构成或状态发生变化，扰乱和破坏了生态系统的平衡和人类的生活和生产环境，对人类造成直接的、间接的或潜在的危害，称为环境污染。环境污染主要是人为来源的污染物造成的，由自然因素造成的称为自然灾害，如火山喷发、森林大火等；严重的环境污染，称之为公害。历史上曾发生过数十起公害事件，如英国伦敦的煤烟污染大气事件，日本水俣湾的慢性有机汞中毒引起的水俣病事件，印度博帕尔农药厂的异氰酸甲酯泄漏事件等。

（二）污染物的种类和来源

进入环境并能引起环境污染的物质，称为环境污染物。按其性质可分为化学性、物理性和生物性污染物，最常见的是化学污染物，其主要来源如下。

1. 生产性污染　工业生产所形成的工业三废（废气、废水、废渣），未经处理或处理不当即大量排放到环境中去，就可能造成空气、水、土壤、食物等的污染。农业生产中农药（杀虫剂、杀菌剂、除草剂、植物生长调节剂等）的长期广泛使用，造成农作物、畜产品及野生生物中的农药残留，空气、水、土壤也可受到不同程度的污染。

2. 生活性污染　垃圾、污水、粪便等生活废弃物的卫生处理不当，可污染空气、土壤、水。

3. 其他污染　交通运输中产生的噪声、振动，各种废气，电磁波、通讯设备所产生的微波和其他电磁波，原子能和放射性同位素机构所排放的放射性废弃物和飘尘，火山爆发、森林大火、地震等自然灾害所释放的大量烟尘、废气等，都可使环境受到不同程度的污染，造成不良后果。

（三）环境污染对健康的影响

1. 环境污染对健康影响的特点

（1）广泛性：环境污染影响的范围大，可以是整个城镇或一个区域，甚至是全球性的污染。受影响的人多，对象广泛，不仅仅是青壮年，还包括老、幼、病、弱，甚至胎儿在内的整个人群。

（2）多样性：各种污染物对人群健康的影响是多种多样的，可表现为局部的或全身的损害，急性、慢性的损害，近期的或远期的损害等。

（3）长期性：某些污染物可较长时间存在于空气、水、土壤等自然环境中，长时间作用于人群，对人体健康影响时间长，所产生的危害又以慢性和潜在性为主，短期内不易察觉。

（4）复杂性：影响人体健康的作用因素情况复杂。多种环境因素、多种污染物可同时存在，经多种途径进入人体对机体产生综合作用。

2. 环境污染对健康的损害 污染物进入环境后，可经过一些自然过程的作用，使其在环境中的浓度逐渐降低或消除，从而保持生态系统的稳定，环境所具有的这种功能称为自净作用。大量污染物排放到环境中，如果超出了环境的自净能力，就可破坏生态平衡，造成环境污染，影响人类的健康。

（1）急性中毒：环境污染物短时间一次性大量进入机体后使机体发生急剧的毒性损害甚至死亡，称为急性中毒。急性中毒的典型例子见于世界各国大气污染中毒的公害事件中。例如，1952 年伦敦烟雾事件，由于逆温等不利气象条件，燃煤排放的大量烟尘和二氧化硫浓度急剧增加、扩散不开，结果造成数千居民中毒死亡。

（2）慢性中毒：指环境中的污染物浓度较低，长期反复对机体作用时所产生的危害。这是由于毒物在体内的蓄积（物质蓄积）或毒物对机体微小损害的逐渐累积（机体蓄积）所致。如发生在日本的水俣病、痛痛病是慢性危害的经典例证。水俣病是由于慢性甲基汞中毒引起的，以神经系统病变为特征。工业废水中无机汞污染水体，经水底淤泥中微生物的转化而成甲基汞，甲基汞经食物链的生物富集在鱼体中浓集，造成食用人群的中毒。痛痛病则是由于长期食用被工业废水中镉污染的稻米和饮水引起的，以肾脏受损，骨质疏松及全身疼痛为临床特点的慢性中毒。

（3）远期作用：某些毒物可使人体遗传物质发生变化，成为某些先天性疾病、肿瘤、畸胎等发生的原因。

1）致突变作用：致突变作用是指环境因素诱发细胞遗传物质改变而导致的机体可遗传的变异。按观察的生物学水平，突变又分为基因突变和染色体畸变两大类型。突变可由化学、物理和生物因素引起，目前已知的化学诱变原在 2000 种以上，常见的有电离辐射（γ 射线、x 射线）、紫外线，苯并（a）芘等多环芳烃化合物、苯、甲醛、铬酸盐等工业毒物，食品中的亚硝胺类，农业中用的敌敌畏、百草枯等。

2）致癌作用：大量调查表明，人类癌症 80% ~90% 与环境因素有关，而其中化学因素又占 90%。环境因素引起正常细胞的恶性转化，异常增殖，并发展成肿瘤的过程称致癌作用。

据报道，至少有 1000 多种化学物质能够引发动物产生肿瘤，WHO 所属的国际癌症研究机构（IARC）于 2002 年 12 月，根据对人致癌证据的充分可靠程度对已知的 885 种化学物进行了再评价，将其分成下列四类五组：①一类，即确认致癌物，现有证据肯定与人类癌症发生有因果关系的共 88 种，其中与环境污染有关的如砷、铬、镍、铍、镉及它们的某些化合物，石棉、联苯胺、苯、氯乙烯、氯甲醚类、黄曲霉毒素、已烯雌酚、氡及其衰变物，混合物有酒精饮料、煤焦油、煤烟及香烟烟雾等；②二类 A 组，很可能致癌物，对人致癌证据还需补充；③二类 B 组，有可能致癌物，对人致癌证据尚不够充分；④三类，未定致癌物，现有证据不足以将其划入其他各类；⑤四类，非人致癌物（仅己内酰胺一种），已有证据表明对人不致癌而仅对动物致癌。历史上，在氯乙烯生产和使用过程中，经三四十年研究，直到 20 世纪 70 年代，氯乙烯才确定为人类致癌物。此外，物理因素如紫外线照射、电离辐射，生物因素如乙型与丙型肝炎病毒、EB 病毒，也被认为与人类某些肿瘤有确切关联。

3）致畸作用：致畸作用是指环境因素作用于子宫内胚胎，使其发育缺陷形成畸形的过程。目前已知的对动物有致畸作用的大约1500种化学物，对人类有致畸作用的大约有40余种，例如，乙醇、雌性激素、环磷酰胺、已烯雌酚、反应停、核黄素、可卡因、甲氨蝶呤等，生物因素如风疹病毒，物理因素如电离辐射、超声波等均可导致胎儿畸形。

（4）间接作用：温室效应、臭氧层破坏及酸雨等，都可影响到人类环境，对人类健康产生影响。例如，臭氧层的破坏削弱臭氧层遮挡吸收短波紫外线的功能，造成人群接触者皮肤癌和白内障等发病率的增加。

四、环境污染的防治措施

随着社会的进步和经济的发展，环境污染的问题已备受关注。人们清楚地意识到只有保持环境的生态平衡，才有人类的进步和发展。我国政府鉴于其战略意义，已将环境保护列为一项基本国策。依据1992年在巴西召开的世界环境与发展大会提出的原则，我国在1994年制订了《中国21世纪议程》，阐明了中国可持续发展的战略和对策。在开发、利用资源与发展生产的同时，应考虑生态平衡和环境的承载能力，尽可能地消除和减少污染，从而使资源和能源得到持续使用，社会和经济得到持续发展。

（一）环境规划措施

环境规划，要把环境保护的内容和要求纳入国民经济和社会发展的总体规划之中。在城市和区域规划中则要注意实行功能分区、合理布局。排放三废的企业应布置在当地夏季最小频率风向的城镇的上风侧和水源的下游，工业区原则上应远离居民区，要种植树木草地，加强绿化。

（二）环境立法与管理

法制管理是立法干预，即对环境保护的行为规范作出规定，通过国家监督来强制实施。我国于1972年开始试行，并于1989年正式颁布了《中华人民共和国环境保护法》。20年来相继制定了有关的一系列法律法规，如《水污染防治法》《大气污染防治法》《食品卫生法》《农药安全使用规定》《传染病防治法》等；卫生部门还制订了与防治污染及其健康危害直接相关的一系列卫生标准，如《工业企业设计卫生标准》《生活饮用水水质卫生规范》《食品卫生标准》《城市区域噪声标准》等。

（三）保护环境的技术措施

1. 治理工业“三废”，提倡清洁生产

（1）工业企业合理布局。

（2）应改革工艺、综合利用，这是治理“三废”的根本性措施。

（3）净化处理，对于不得不排放的“三废”，在排放前要进行相应的净化处理，使其达到国家排放标准。

2. 合理利用能源，开发无害能源

（1）加强工业生产管理，把环境保护纳入企业生产经营管理轨道。节能降耗，减少物料流失，回收利用可燃气体、余热、余压、工业三废要回收再生、交叉利用，建立闭合生产流程。

（2）改进燃煤技术，提高燃烧效率，低硫优质煤优先供给民用，积极开发采用无污染、少污染的能源，改革燃料构成，逐步实现燃气化和电气化，扩大联片或集中供热。

3. 发展生态农业，防止农业污染 要适量施用有机肥、农家肥，实行秸秆还田，研制高产抗逆的作物新品种；生物防治病虫害，研制高效、低毒、低残留的农药，限制使用毒性大、易残留的农药；大力开发无污染的绿色食品，选择抗霉品种；作物收获及时晾晒，保持干燥，保存注意通风、控温，以防止食品被真菌毒素污染。

4. 预防生活性污染 日常生活中生产大量的废气、污水和垃圾等，生活污水和粪便垃圾中富含氮、磷、钾等，可以作为农业生产的肥源，如未经处理，可引起环境污染，甚至引起疾病。如人体粪便中可能含有各种寄生虫卵和病原微生物；医院的污水垃圾中更是含有大量的病原微生物，必须经过消毒处理才能排放。

（四）加强环境质量评价和监督检测

加强环境质量评价和监督检测，加强宣传，提高全民的环境保护意识。

第二节　空气污染及其对健康的影响

自然状态下的空气具有良好的物理性状和化学性质，并且各种组成成分是相对恒定的。空气是人类赖以生存的环境因素之一，一个成人每天需要吸入空气10～15m^3，以保证自身的生理功能的需要，因此，良好的空气质量是人类健康生存的重要保证。

一、空气的理化性质与健康

（一）空气的化学组成

空气是无色、无臭、无味的混合气体，其主要组成包括氮、氧、氩、二氧化碳、氖、氦、甲烷、氪、一氧化二碳、氢、臭氧等成分，前三种占大气总量的99.96%。

（二）空气的物理性状

空气的物理性状包括太阳辐射、空气离子化和各种气象条件等。

1. 太阳辐射 太阳辐射是产生各种复杂天气的根本原因，也是地球上光能和热能的主要来源。太阳光谱由紫外线、可见光和红外线组成。

（1）紫外线：第二届哥本哈根光学会议上将紫外线分为三段：①A段：波长320～400nm，称为长波紫外线，主要使色素产生沉着；②B段：波长275～320nm，称为中波紫外线，可对皮肤产生红斑作用，又称为晒伤，此外还有抗佝偻病作用；③C段：波长200～275nm，称为短波紫外线，波长小于290nm的紫外线可完全被臭氧层吸收，不能到达地球表面，该段紫外线的主要作用是杀菌，对正常细胞同样具有强大的杀伤作用。

紫外线可促进人体健康，预防佝偻病，促进伤口愈合，提高机体的抗菌能力，长波紫外线还可提高机体的免疫水平，但是过量的紫外线照射可造成机体的损伤，如日光性皮炎、雪盲、电光性眼炎及皮肤癌等。

（2）可见光：波长400～760nm，作用于视觉器官产生视觉。可见光不仅提高视觉的代谢功能，而且有平衡兴奋和镇静作用，可提高情绪和工作效率。

（3）红外线：波长 760～100000nm，其主要的生物学作用是产生热效应，又称热射线。红外线照射机体时，可使局部组织温度升高，血管扩张，血流加快，促进新陈代谢和细胞增生，有消炎镇痛的作用。过量照射可引起皮肤灼伤、日射病、红外线性白内障等。

2. 空气离子化　气体分子在一般状态下为中性，但在一定因素作用下，空气中的气体分子或原子的外层电子溢出，形成带正电的阳离子即空气正离子，一部分逸出的电子与中性分子结合成为阴离子即空气负离子。这种产生空气正、负离子的过程称为空气离子化或空气电离。

空气离子对机体的作用机制不是很清楚，有学者认为适量的阴离子可以通过降低脑内 5－羟色胺的含量发挥调节作用，具有调节神经中枢、改善肺换气、促进细胞氧化还原作用，此外还具有镇静、催眠、止痛、利尿、降血压、改善注意力、提高工作效率的作用。

3. 气象因素　包括气温、气湿、气流、气压等。大量资料研究显示，许多疾病与气象条件变化有密切的联系。流脑、乙脑等传染病的发生往往有明显的季节性；花粉病、花粉症、流行性感冒等，也与季节有明显关系；心肌梗死的急性发作常受高气压、气温变化、大风等的影响；支气管哮喘的发生与雷雨、台风、气团交替、日温差较大有关；风湿性关节炎、偏头疼、肌肉痛、断肢痛等受天气的影响更大，被称为“气象痛”。

二、空气污染的来源

（一）工业企业

工业企业是空气污染的主要来源，其污染主要来自燃料的燃烧和生产过程中排出的废气。煤炭和石油是我国工业企业的主要燃料，煤的主要杂质是硫化物，石油的主要杂质是硫化物和氮化物，还有少量的金属化合物。燃料完全燃烧的产物有二氧化碳、二氧化硫、二氧化氮、水汽和灰分，燃料燃烧不完全含有一氧化碳、SO_X、NO_X、醛类、碳粒和多环芳羟等。工业企业的性质、规模、工艺和产品不同，所排放污染物的种类和对空气的污染程度也不一样。

（二）交通运输

主要指使用汽油、柴油为燃料的包括汽车、飞机、火车、轮船、拖拉机、摩托车等机动交通工具。部分汽车发动机燃油不完全，大量排出废气，特别是在堵车、低速行驶或空挡停车时排出废气更多，成为城市空气污染的主要来源。据报道，汽车尾气含有上千种化合物，气态物质有一氧化碳、NO_X、HC、二氧化硫，颗粒物中含有炭黑、焦油、多环芳羟等。

（三）生活炉灶

生活炉灶主要使用煤，其次是液化石油气、煤气和天然气，采暖锅炉也用煤作为燃料。我国城市生活炉灶和采暖锅炉多集中在居民区内，由于煤含硫量高、燃点分散、设备效率低、燃烧不完全、烟囱低矮，致使燃烧产物低空排放，所以生活炉灶和采暖锅炉成为空气污染的主要来源。

三、空气中主要的污染物及其对健康的影响

（一）二氧化硫（SO_2）

SO_2是一种有刺激性的、易溶于水的无色气体，空气中的SO_2主要来自含硫燃料的燃烧。SO_2对机体的危害主要是对呼吸道黏膜的刺激和腐蚀，作用机制主要是直接作用于呼吸道平滑肌，刺激神经末梢，导致支气管痉挛，气道阻力增加，产生呼吸困难。流行病学调查显示，空气中SO_2浓度超过一定值，居民中慢性支气管炎的患病率会上升。

（二）氮氧化物

造成大气污染的氮氧化物主要是指二氧化氮（NO_2）、一氧化氮（NO），来自石油、煤、天然气等燃料在高温下的燃烧，比如机动车辆、火力发电、石油化工、燃煤工业等。NO本身无刺激性，引起人类中毒的资料很少，但它易氧化成NO_2。长期吸入NO_2可引起慢性咽喉炎、支气管炎和肺气肿等慢性炎症。

（三）一氧化碳（CO）

CO是含碳物质不完全燃烧产生的无色、无味、无刺激性的有毒气体。冶金工业炼焦、炼铁，机械工业铸造、锻造，化学工业合成氨、丙酮等生产均可产生CO，家用煤炉、燃气热水器和汽车发动机也可产生CO，城市空气中CO一半来自汽车废气。CO对人体的危害是导致组织缺氧，长期接触对神经系统和心血管系统有一定损害。

（四）光化学烟雾

光化学烟雾是指排放到空气中的氮氧化物和碳氢化合物在太阳紫外线的作用下，发生光化学反应产生的一种刺激性很强的浅蓝色的混合烟雾。其主要成分是臭氧，主要危害是刺激眼睛和上呼吸道黏膜，导致流泪、喷嚏、咳嗽、呼吸困难等。美国洛杉矶发生过多次光化学烟雾事件。

（五）颗粒物

颗粒状态的物质称为颗粒物，包括固体颗粒和液体颗粒。空气中的颗粒物主要来自森林火灾、地面扬尘、煤炭燃烧、交通工具排放等。颗粒物具有吸附性和催化作用，可吸附空气中的离子、分子和微生物，促进某些被吸附物的化学转化。颗粒物对人体的危害是对气管和肺泡壁有刺激作用，可使气道阻塞，通气功能下降，长期作用可导致慢性阻塞性肺部疾患。

四、室内空气污染及其对健康的影响

（一）室内空气污染的来源

1. 燃烧燃料和烹调油烟 居民室内燃料主要有煤、液化气石油、天然气、木材等，不同的燃料产生不同的污染物；各种食用油经过高温加热后也可产生大量的有毒物质，其中有一些是致癌物。

2. 人类活动及其代谢产物 吸烟产生的烟气是室内空气污染的重要来源，其燃烧产物有3000余种，其中一些成分可增加多种癌症的发病率，特别是肺癌；人的代谢产物通过多种途径排出体外进入空气中，如通过呼吸排出二氧化碳，通过大小便和汗液排到体外

的气态物质，人的头发，皮屑等；此外，呼吸道传染病患者还可通过痰液、咳嗽、飞沫等方式使病原生物污染空气，例如流感、肺结核等。

3. 室内建筑装饰材料　建筑材料如煤渣、砖、水泥等可释放放射性元素氡；装饰材料如人造板、油漆、涂料等均含有很多有毒的高挥发性的助剂如甲醛、苯等。

4. 室外空气污染物进入室内

（二）室内主要空气污染物对健康的影响

1. 挥发性的有机化合物　包括苯、三氯乙烯、四氯乙烯、三氯甲烷等，主要损害神经系统和消化系统，出现头痛、头晕、嗜睡、乏力、食欲不振、恶心等症状。

2. 甲醛　刺激性强，主要作用于眼结膜和呼吸道黏膜，表现为眼红、流泪、咽喉烧灼感、胸闷、咳嗽等症状。

3. 氡　对人体的危害主要为致肺癌，潜伏期 15～40 年。

4. 室内病原微生物　主要引起呼吸道传染病，如流感、麻疹、流行性腮腺炎、军团菌病等。军团菌病是由嗜肺军团菌引起的，多发生于有空调的场所，症状类似肺炎。

第三节　水污染及其对健康的影响

水是生命之源，是构成机体的重要成分，参与体内的一切生理、生化功能；水也是人体摄取矿物盐和微量元素的来源之一；水与人们的日常生活密切相关，在保持个人卫生、改善生活居住环境和促进健康等方面都起着重要作用。此外，在工农业生产中也需要大量用水。水质不良或受到污染，不仅限制其饮用价值，还可引起各种健康损害及疾病。因此，供给足量优质的饮用水对防止疾病的发生，促进健康及提高生活质量都具有重要意义。

一、生活饮用水水质标准

（一）饮用水的基本卫生要求

1. 流行病学安全　饮用水不得含有病原微生物和寄生虫卵，以防止介水传染病的发生和传播。

2. 化学组成无害　饮用水中应含有适量的人体必需的微量元素。有毒、有害化学物质及放射性物质的含量应控制在安全限值内。

3. 感官性状良好　具体内容见表 1－1。

（二）生活饮用水的水质标准

生活饮用水的水质标准主要包括感官性状和一般化学指标、毒理学指标、细菌学指标及放射性指标四类。

表1-1　生活饮用水水质常规检验项目及限值

项目		限值
感官性状和一般化学指标		
1	色	色度不超过15度，并不得呈现其他异色
2	浑浊度	不超过3度（NTU）特殊情况下不超过5度（NTU）
3	臭和味	不得有异臭、异味
4	肉眼可见物	不得含有
5	pH	6.5～8.5
6	总硬度	450（mg/L）
7	铝	0.2（mg/L）
8	铁	0.3（mg/L）
9	锰	0.1（mg/L）
10	铜	1.0（mg/L）
11	锌	1.0（mg/L）
12	挥发酚类（以苯酚计）	0.002（mg/L）
13	阴离子合成洗涤剂	0.3（mg/L）
14	硫酸盐	250（mg/L）
15	氯化物	250（mg/L）
16	溶解性总固体	1000（mg/L）
17	含氧量（以02计）	3（mg/L），特殊情况下不超过5（mg/L）
毒理学指标		
18	氟化物	1.0（mg/L）
19	氰化物	0.05（mg/L）
20	砷	0.05（mg/L）
21	硒	0.01（mg/L）
22	汞	0.001（mg/L）
23	镉	0.005（mg/L）
24	铬（六价）	0.05（mg/L）
25	铅	0.01（mg/L）
26	硝酸盐（以氮计）	20（mg/L）
27	氯仿	0.06（mg/L）
28	四氯化碳	0.002（mg/L）
细菌学指标		
29	细菌总数	100（CFU/ml）
30	总大肠菌群	每100mL水样中不得检出
31	粪大肠菌群	每100mL水样中不得检出
32	游离余氯	在与水接触30分钟后应不低于0.3mg/L，管网末梢不应低于0.05mg/L（适用于加氯消毒）
放射性指标		
33	总α放射性	0.5（Bq/L）
34	总β放射性	1（Bq/L）

二、水污染的来源

（一）生物性污染

生活污水，某些工业废水和医院污水排入水体后，病原微生物可造成水体污染，造成介水传染病的流行。

（二）化学性污染

受到工业废水和生活污水的污染后，水体里含有各种有害的化学物质，有机污染物主要有酚类、苯类等，无机污染物主要有重金属、氮、磷、氰化物等。水受到化学物质的污染后，通过饮水和食物使人体发生急性或慢性中毒，如硝酸盐在胃肠菌作用下，可还原成亚硝酸盐，后者与血红蛋白结合形成高铁血红蛋白造成缺氧，特别是三个月以内的婴儿，易患高铁血红蛋白症；亚硝酸盐还可与仲胺等形成亚硝胺，与食道癌发病有关；汞污染导致水俣病、镉污染导致痛痛病等。

（三）物理性污染

物理性污染包括热污染和放射性污染。

1. 热污染　热污染是工业企业向水体排放高温废水所致。其造成水温升高，加快水中的化学反应和生化反应，使溶解氧减少，影响鱼类和水中生物的生存、繁殖。

2. 放射性污染　主要是核动力工厂排放的冷却水、向海洋排放的放射性废物、核爆炸的散落物、核动力船舶事故泄漏的核燃料等引起的污染。

三、水生物性污染与介水传染病

通过饮用或接触受病原体污染的水而传播的疾病，称介水性传染病。

（一）介水传染病病原体类型

1. 细菌　如伤寒沙门菌、霍乱弧菌、志贺菌属等。

2. 病毒　如甲型肝炎病毒、脊髓灰质炎病毒、柯萨奇病毒和腺病毒等。

3. 寄生虫　如溶组织阿米巴、血吸虫等。

（二）介水传染病流行的原因

1. 水源受病原体污染后，未经妥善处理和消毒即供居民饮用。

2. 处理后的饮用水在输配水和贮水过程中重新被病原体污染。

（三）流行特点

1. 一旦水源严重污染，可出现疾病爆发流行。例如，印度新德里暴发的传染性肝炎流行，170 万人中有临床症状者就有 29300 人，隐性感染者是患者的 10 倍，原因是赞本纳河洪水退落后，自来水厂水源被污染所致。

2. 病例的分布与供水范围一致。

3. 一旦对污染源采取治理措施，流行能迅速得到控制。

四、保证饮用水质的安全措施

（一）水源选择

根据水源选择的原则及不同水源的卫生特征，一般首先按泉水、深层地下水、浅层地下水的次序首选地下水，其次按江河、水库、湖泊、池塘的次序选择地面水，最后考虑雨、雪水。

（二）饮用水的净化和消毒

1. 水的净化 水的净化目的是除去水中的各种悬浮物质、胶体物质和部分病原体，改善水的感官性状。常用的方法包括沉淀、过滤。

2. 水的消毒 原水经混凝沉淀和过滤处理后，虽能除去大部分微生物，但大都难以达到水质标准中的细菌学要求，故为了保证饮用水在流行病学上安全，水净化处理后还必须消毒。某些地下水可不经过净化处理，但仍需消毒。

水的消毒方法有两类：一是物理法，如煮沸、紫外线照射、超声波杀菌等；另一类是化学法，如用氯、二氧化氯、臭氧、溴、碘及某些金属离子等消毒。其中应用最广的是氯化消毒法，即用氯或氯制剂进行饮水消毒的方法。集中式给水多用液氯，一般用真空加氯机或转子加氯机投氯。分散式给水可用漂白粉或漂白粉精。常量氯化消毒法的加氯量一般为1～2mg/L，水质较差者为5mg/L。

第二章 营养与食品卫生概论

第一节　食物与营养

一、人体需要的营养素

营养是指人们摄取、消化、吸收、利用食物中的营养素以满足自身需要的一种生物学过程。营养素是指食物中所含有的对人体健康和生长发育有益的成分。人体所必需的营养素包括蛋白质、脂肪、碳水化合物、无机盐、维生素和水。

（一）蛋白质

蛋白质是一切生命的物质基础，主要由 C、H、O、N 四种元素组成。氨基酸是其基本组成单位，自然界的氨基酸有 300 余种，组成人体蛋白的氨基酸只有 20 种。

1. 蛋白质的生理功能　蛋白质可维持组织细胞的生长、更新和修补，这对于正处在生长发育期的婴幼儿、青少年，以及孕妇、哺乳期妇女、疾病恢复期的病人尤为重要。生物体内具有多种特殊功能的蛋白质参与体内多种重要的生理活动，如酶、激素、抗体和补体、血红蛋白、胶原蛋白等，维持正常渗透压和酸碱平衡，物质转运，血液凝固，肌收缩等。

2. 食物蛋白质的营养价值评价　食物蛋白质的营养价值一般从以下四个方面评价。

（1）蛋白质含量：食物中蛋白质的含量是评价蛋白质营养价值的前提和基础。蛋白质的含氮量是恒定的，为 16%。含氮量可用凯氏定氮法测定，将所得的含氮量除以 16%（或乘以 6.25），即可得出食物中蛋白质的含量。豆类及其制品中蛋白质含量最高。

（2）必需氨基酸的含量及比值：体内不能合成或合成速度不能满足机体需要，必须从食物中摄取的氨基酸，称为必需氨基酸，如蛋氨酸、色氨酸、缬氨酸、亮氨酸、异亮氨酸、苯丙氨酸、苏氨酸和赖氨酸等。食物蛋白质中必需氨基酸含量及比值越接近人体需要的模式越容易被人体吸收和利用，其营养价值也就越高。为了使食物中的必需氨基酸互相补充、取长补短，常将几种食物混合食用，此为蛋白质互补作用，实质是食物中的必需氨基酸互相补充，提高蛋白质的利用率。

（3）蛋白质消化率：蛋白质消化率是指食物中的蛋白质在体内消化酶的作用下被分解的程度。消化率越高表示该蛋白质被吸收利用的可能性越大，其营养价值也就越高。

（4）蛋白质的生物学价值：蛋白质的生物学价值是指吸收的蛋白质被机体储留的程度。生物学价值越高，表明该蛋白质被机体吸收利用的程度越好。蛋白质生物学价值的高低，主要取决于食物中必需氨基酸的含量和比值。其比值愈接近人体需要，则该食物蛋白质的生物学价值愈高，反之则愈低。

3. 蛋白质的食物来源与参考摄入量 含必需氨基酸种类齐全、比例适当的蛋白质为优质蛋白质。动物性蛋白与大豆蛋白属于优质蛋白质。我国居民以粮谷类为主食，膳食蛋白质主要来源于植物性食物，蛋白质质量较差，故应与优质蛋白质合理搭配。

蛋白质的需要量因年龄、性别和劳动强度而异，我国营养学会推荐成人每日蛋白质的摄入量为80g/天，孕妇、乳母应相应增加15～25g/天，婴幼儿为2～4g/kg/天。蛋白质的摄入量并非越多越好，要根据情况给予补充，如摄入量过多，会增加消化器官的负担。

（二）脂类

脂类是脂肪和类脂的总称。脂肪是由C、H、O三种元素组成的有机化合物，由1分子的甘油和3分子的脂肪酸缩合而成，又称三酰甘油（甘油三酯），其占总脂的95%，属于可变脂。类脂包括磷脂、糖脂、固醇类和脂蛋白等，占总脂的5%，属于固定脂。

1. 脂类的生理功能 脂类构成机体的组织成分。类脂主要存在于细胞膜和神经组织中，是细胞和神经组织维持正常的结构和功能不可缺少的物质。脂肪是体内供能和储能的重要物质，主要分布于皮下和脏器周围，具有维持体温、保护脏器的作用，并供给机体必需脂肪酸，促进脂溶性维生素在肠道内的吸收。

2. 食物脂类营养价值评价 脂类营养价值评价主要指脂肪的营养价值评价，可以从以下三方面考虑：①脂肪的消化率：脂肪的消化率与其熔点有关，熔点低的植物油消化率高，营养价值也越高，熔点高的动物油消化率则较低。②必需脂肪酸含量：脂肪中的必需脂肪酸含量越多，其营养价值就越高。一般植物油和海产鱼类脂肪中含有较多的亚油酸，其营养价值高于动物脂肪。③脂溶性维生素的含量：动物储存脂肪几乎不含维生素，动物肝脏含丰富的维生素A、维生素D，植物油含丰富的维生素E。

3. 脂类的食物来源与参考摄入量 脂类主要来源于烹调用油、动物性食物。坚果类食物、谷类胚芽部分也含有一定量的脂肪。植物油含油脂丰富且以不饱和脂肪酸为主，动物油则以饱和脂肪酸为主。

我国营养学会推荐每日膳食中脂肪供能占总热能的比例：成人为20%～25%，儿童、青少年为25%～30%，婴幼儿为40%左右。肥胖、高血压、冠心病等动脉硬化疾病、乳腺癌等发病往往与脂肪摄入的量过多有关。在适度脂肪摄入的前提下，尽量减少含饱和脂肪酸较高的动物性脂肪摄入，提倡以植物油作为烹调用油。豆油、花生油、葵花籽油等植物油含不饱和脂肪酸（尤其亚油酸）和维生素E均较多。但植物油用量也不是多多益善，过多摄入会促进衰老、易诱发直肠癌等。

（三）碳水化合物

碳水化合物亦称糖类，由C、H、O三种元素构成，一般分为单糖、双糖和多糖。食物中的单糖主要有葡萄糖、果糖和甘露醇等，双糖主要有蔗糖、乳糖和麦芽糖等，多糖主要有糖原、淀粉和纤维素。

1. 碳水化合物的生理功能 碳水化合物是最主要的供能营养素，也是人体剧烈运动和大脑供能的唯一来源。我国居民膳食中60%以上的热能来源于碳水化合物。碳水化合物是细胞的重要组成成分，如糖蛋白、黏蛋白、糖脂等，构成神经组织、结缔组织、生物膜等，参与细胞识别、信息传递，发挥抗生酮、保肝解毒等作用。

2. 碳水化合物的食物来源与参考摄入量 膳食中碳水化合物主要由粮谷类及根茎类食物供给，粮食中碳水化合物含量高达70%～80%，根茎类食物中含量也较高。蔬菜、水果是膳食纤维的主要来源。

碳水化合物的参考摄入量为成年人每日需4～6g/kg。膳食纤维一天摄取30g左右即可。碳水化合物摄入过量时，会导致肥胖、心脑血管病、糖尿病的发病率增加；膳食纤维摄入过多，也会影响脂肪、蛋白质、钙、铁、锌等微量元素的吸收，同时引起脂溶性维生素的丢失。

（四）维生素

维生素是维持人体正常物质代谢和某些特殊生理功能不可缺少的一大类低分子有机化合物，人体一般不能自行合成，必须经常从食物中摄取。

维生素根据其溶解性分为脂溶性维生素和水溶性维生素两大类。脂溶性维生素有维生素A、维生素D、维生素E和维生素K四大类；水溶性维生素有B族维生素和维生素C两大类。

1. 维生素A 维生素A包括视黄醇、视黄醛、视黄酸等物质，主要来自于动物肝脏、鱼肝油、蛋类、奶类、胡萝卜、红薯、深颜色的蔬菜、黄颜色的水果、海藻等食物。

由于维生素A参与视觉细胞内的感光物质的构成，缺乏维生素A时可降低眼暗适应能力，重者可产生夜盲症以至最终全盲，也可使皮肤干燥、粗糙，失去光泽，出现毛囊角化，皮脂腺、汗腺萎缩。

2. 维生素D 维生素D可经口从食物中摄入，也可由皮肤内7－脱氢胆固醇经紫外线照射转变而成。维生素D可调节钙、磷代谢，促进钙、磷吸收，维持血清钙、磷浓度稳定，以及促进牙齿和骨骼的硬化。

维生素D缺乏会引起钙、磷吸收减少，血钙降低，骨骼软化甚至变形，同时影响神经、肌肉、造血、免疫等器官组织的功能。一般说来，只要能经常接触阳光，不会造成维生素D缺乏。牛奶为主食的婴儿，应适当补充鱼肝油，并经常接受日光照晒，有利于生长发育。过量摄入维生素D可引起维生素D过多症。

3. 维生素E 维生素E又称生育酚、抗不育维生素，具有抗氧化作用，防止膜脂质过氧化造成的一系列严重病理损伤。维持红细胞的完整性，缺乏维生素E时红细胞膜脆性增加，易发生溶血。

在自然界中，维生素E广泛分布于动植物油脂、蛋黄、牛奶、水果、莴苣叶等食物中。动物体内不能合成维生素E，所需的维生素E都从食物中取得。维生素E主要用于防治不育症和习惯性流产。维生素E对延缓衰老也有一定作用。

4. 维生素B_1 维生素B_1又名硫胺素、抗神经炎因子、抗脚气病因子。维生素B_1构成丙酮酸脱羧酶和转酮基酶的辅酶。

维生素B_1广泛存在于各种天然食物中，含量较高的包括没有加工的谷类和杂粮、动物内脏、瘦肉、豆类、坚果、酵母等。维生素B_1缺乏，主要表现为脚气病。

5. 维生素B_2 维生素B_2又名核黄素，是构成黄素酶的辅酶成分，参与机体组织呼吸及氧化还原过程，并与视网膜感光作用、生长发育有关。维生素B_2广泛存在于动物内脏、肉类、蛋类、乳类、豆类、绿色蔬菜等食物中。

核黄素缺乏症主要有口角炎、舌炎、唇炎，眼部症状有视力模糊、畏光、流泪、眼易疲劳、角膜充血，皮肤症状有脂溢性皮炎、阴囊炎等，继发性贫血如出现缺铁性贫血的一系列表现等。

6. 维生素PP 维生素PP又称烟酸、尼克酸。烟酸在体内参与辅酶Ⅰ（NAD）和辅酶Ⅱ（NADP）的构成，是组织中极重要的递氢体和电子受体，参与体内能量代谢，并参与脂肪、蛋白质和DNA的生物合成。烟酸广泛存在于动植物性食物中，动物的肝、肾、瘦肉中含量最丰富，全谷、豆类、乳类、绿叶蔬菜中含量也较丰富。

烟酸缺乏主要表现为癞皮病，其典型症状为腹泻、皮炎、痴呆，又称“三D”症状。初期表现为体重减轻、食欲不振、失眠、头疼、记忆力减退等，继而出现皮肤、胃肠道、神经系统症状。

7. 维生素C 维生素C又名抗坏血酸，易溶于水，具有较强的酸性及还原性除在酸性溶液中较为稳定外，遇光、热、氧、碱等均极易被氧化而破坏。维生素C可形成胶原蛋白、防止坏血病，保护细胞膜和解毒，防治贫血，防治心脑血管病，抗过敏、抗氧化、防癌，抑制神经的兴奋性及抗压力。维生素C主要来源于新鲜蔬菜和水果。

维生素C长期摄入不足可导致坏血病，其典型症状为牙龈肿胀、疼痛、出血，严重者出现牙齿松动甚至脱落；皮肤毛囊过度角化、皮下出血，出血部位常在受压和外伤处，出现的淤斑可发展成溃疡；全身一般状况差，常有贫血、水肿，机体抵抗力下降，伤口愈合延迟且易继发感染。

其他维生素的主要生理功能、食物来源和缺乏症，见表2-1。

表2-1　其他维生素的主要生理功能、缺乏的表现及食物来源

名称	生理功能	缺乏的表现	食物来源
维生素K	催化凝血酶原合成，并与肝中其他凝血因子合成有关	凝血时间延长，凝血过程障碍	苜蓿、菠菜、白菜、动物肝脏、蛋类等
维生素B_6	参与色氨酸代谢，保护神经组织	脂溢性皮炎、婴儿贫血、神经系统功能障碍等	蛋黄、肉、鱼、豆类、蔬菜等
维生素B_{12}	促进红细胞形成与成熟，参与氨基酸代谢，增强叶酸利用	巨幼红细胞贫血、神经系统疾患等	动物肝、肾，瘦肉，鱼蛋类
叶酸	参与蛋白质、核酸合成，促进红细胞、白细胞成熟	贫血	肝脏、酵母、绿色蔬菜
泛酸	参与机体物质代谢、能量转化	消化功能障碍、运动功能失调	肝脏、蛋类、花生、酵母、马铃薯

（五）无机盐

组成人体的各种元素，统称无机盐。无机盐占人体重量的4%～5%，体内含量超过体重的0.01%的无机盐称为宏量元素，如钾（K）、钙（Ca）、钠（Na）、镁（Mg）、磷（P）、硫（S）、氯（Cl）。体内含量低于体重的0.01%的无机盐称为微量元素。维持人体正常生命活动不可缺少的微量元素有14种，即铜（Cu）、钴（Co）、铬（Cr）、铁（Fe）、氟（F）、碘（I）、锰（Mn）、钼（Mo）、镍（Ni）、锡（Sn）、硒（Se）、硅（Si）、钒

（V）、锌（Zn）。

无机盐对人体具有十分重要的生理功能，主要有：①构成人体组织成分；②调节细胞膜的通透性、维持渗透压及酸碱平衡；③维持神经肌肉的正常兴奋性；④构成酶的辅基，激素、维生素、蛋白质和核酸的成分或参与酶系的激活。

常见的无机盐有以下几种。

1. 钙　钙是人体内含量最多的一种无机元素。人体内的钙有99%集中在骨骼和牙齿中，其余1%以结合或游离的离子状态存在于软组织、细胞外液和血液中，称为混溶钙池。正常情况下，混溶钙池中的钙与骨钙保持着动态平衡，这对于维持正常的血钙水平与体内细胞正常的生理状态具有重要的意义。

（1）生理功能：构成骨骼和牙齿，维持细胞膜正常的通透性，维持神经肌肉正常的兴奋性，维持渗透压与酸碱平衡，参与血凝过程、激素分泌，促进体内某些酶的活性。

（2）缺乏的表现：缺钙主要表现为神经肌肉兴奋性升高，手足痉挛抽搐；婴幼儿长期摄入不足可引起骨骼钙化不良，严重者出现佝偻病。

（3）供给量及食物来源：钙的参考摄入量为成人800mg/d，儿童、青少年和孕妇、乳母应适当增加，分别为1200mg/d、1500mg/d。含钙丰富的食物首推奶和奶制品，其次为海产品如虾皮、海带、紫菜等，另外，豆类及其制品、芝麻酱和一些蔬菜含钙也很丰富。膳食中的草酸盐、植酸盐、磷酸盐可与钙结合成难以吸收的盐类而影响其吸收。

2. 铁　铁是人体必需微量元素中含量最多的一种，人体含铁约4～5g。约75%的铁以血红蛋白、肌红蛋白和含铁酶类的形式存在，称为功能性铁，其余25%为储存铁，以铁蛋白和含铁血黄素的形式存在于肝、脾和骨髓中，体内无游离的铁离子。

（1）生理功能：构成机体组织成分，如参与血红蛋白、肌红蛋白及某些酶类的合成，参与体内氧与二氧化碳的转运、交换和组织呼吸过程，与红细胞的形成和成熟有关。

（2）缺乏的表现：膳食中长期缺铁会引起缺铁性贫血。一般临床表现为面色苍白、食欲不振、乏力、易疲倦、心悸、头晕、毛发干燥无光泽、反甲等。

（3）供给量及食物来源：铁的适宜摄入量（AI），成年男性为15mg/d，成年女性为20mg/d，孕妇、乳母可增加至25mg～35mg/d。补铁最好的途径为食补，膳食中铁的良好来源为动物肝脏、动物血液、瘦肉和鱼类，植物性食物有黑木耳、海带、芝麻酱、菌类和一些蔬菜等。

3. 锌　人体含锌量约为2～2.5g，主要存在于肌肉、骨骼、皮肤、内脏、肾上腺，前列腺也含一定量的锌，含锌密度最高的部位为视网膜和脉络膜。血液中锌仅占体锌的0.1%，浓度为15μmol/L，红细胞膜上锌浓度较高，主要以酶的组分存在；血浆中锌主要与蛋白质相结合；另外一小部分锌与运铁蛋白、金属硫蛋白及核蛋白结合；游离锌含量很少。

（1）生理功能：锌是许多酶的组成成分或激活剂，可促进人体的生长发育和组织再生，维护正常的味觉和皮肤健康，促进性器官和性功能的正常发育，促进维生素A的代谢和生理功能，增强免疫功能。

（2）缺乏的表现：生长期儿童较容易缺锌，主要表现为生长迟缓，食欲不振、味觉迟钝甚至丧失，皮肤创伤不易愈合、易感染，皮肤干燥、粗糙，智力低下，认知能力不良等，重者可能造成肠原性肢端皮炎；孕妇严重缺锌可引起胎儿中枢神经系统先天性畸形。

（3）供给量及食物来源：锌的适宜摄入量为成年男性15mg/d，成年女性11.5mg/d，孕妇、乳母可增加至20mg/d。锌的食物来源广泛，动物性食物如内脏、肌肉、蛋奶类和海产品含锌量高。

4. 硒 硒在人体内总量为14～20mg，广泛分布于所有组织和器官中，含量高的有肝、胰、肾、心、脾、牙釉质及指甲，而脂肪组织中含量最低。

（1）生理功能：硒是谷胱甘肽过氧化物酶的重要组成成分，在体内特异地催化还原型谷胱甘肽，保护生物膜免受损害，维持细胞正常功能；保护心血管、维护心肌的健康。硒还有促进生长、保护视觉器官、抗肿瘤的作用。

（2）缺乏的表现：硒缺乏已被证实是发生克山病的重要原因。此外，缺硒与大骨节病、儿童恶性营养不良也有关。缺硒时各种免疫功能下降，癌症死亡率与血硒水平或饮食硒水平呈负相关。但过量硒对健康也有损害。

（3）供给及食物来源：硒的适宜摄入量为成人50μg/d。我国根据膳食调查结果确定的预防克山病所需的硒最低需要量为19μg/d（男）、14μg/d（女）。动物性食物如肝、肾、肉类及海产品是硒的良好食物来源，但食物中硒含量受当地水土中硒含量的影响很大。

5. 碘 人体内含碘约20～50mg，其中20%左右存在于甲状腺组织，其余的碘分布在皮肤、骨骼、中枢神经组织及其他内分泌腺中，血液中碘主要为蛋白结合碘。

（1）生理功能：碘在体内主要参与甲状腺素的合成，所以碘的生理功能主要通过甲状腺素的作用而表现出来。

（2）缺乏的表现：可引起碘缺乏病，主要表现为甲状腺肿（成人）和克汀病（胎儿和婴幼儿），这两种病是世界流行性地方病，主要由于土壤、饮水、食物中缺碘而导致机体缺碘。

（3）供给量及食物来源：碘的适宜摄入量成人为150μg/d，孕妇加25μg/d，乳母加50μg/d。含碘丰富的食物主要有海带、紫菜、淡菜、海鱼等海产品。另外，我国碘缺乏地区采用碘化食盐方法来预防碘缺乏病，即在食盐中加入碘化物或碘酸盐预防，已取得良好的效果。人体对碘的需要量因年龄、性别、体重、发育及营养状况而异。

其他无机盐和微量元素的生理功能、缺乏表现及食物来源，见表2－2。

表2－2　其他无机盐的生理功能、缺乏表现及食物来源

元素	主要生理功能	缺乏表现	食物来源
磷	构成骨骼、牙齿、细胞核蛋白的主要成分，体内所有代谢反应均需磷	牙齿异常、佝偻病、骨骼软化症	肉类、干果类、粗粮
钾	维持体内酸碱平衡与正常渗透压、调节神经肌肉兴奋性、参与能量代谢	肌肉无力、嗜睡，重者麻痹、心律失常、碱中毒	红黄色水果、牛肉、鸡、鱼、麦芽、土豆、芝麻
钠	维持体内酸碱平衡与正常渗透压、增强肌肉兴奋性	不易缺乏，严重时可发生昏迷	食盐、咸菜、腌制食品

续表

元素	主要生理功能	缺乏表现	食物来源
镁	调节神经肌肉兴奋性、激活多种酶活性、参与蛋白质合成等	反射异常、肌肉震颤、手足抽搐、心律失常、情绪激动	绿叶蔬菜、果仁、大豆、其他豆类
铜	参与含铜蛋白的合成、催化血红蛋白的合成、维持神经纤维的正常功能	贫血、中性粒细胞减少，生长迟缓、情绪易激动	杏仁、豆类、肝脏、水产品、粗粮、核桃
铬	激活胰岛素	葡萄糖耐量异常	啤酒、酵母、蘑菇、黑胡椒
锰	酶激活剂、促进生长和成骨作用	人体不可能缺乏	果仁、粗粮
钼	构成黄嘌呤等几种氧化酶的主要成分	未见缺乏	肉、乳、豆类、粮食
镍	构成镍蛋白、增强胰岛素、促使血红蛋白合成	未见缺乏	植物性食品、大白菜、南瓜子
钴	是维生素 B_{12} 的主要成分	未见缺乏	猪肉、肝、肾、白菜
硅	参与黏多糖、骨、软骨、结缔组织等的合成	未见缺乏	植物性食品、牛奶

二、热能

热能是指人类维持生命和一切体力活动所需要的能量。食物中的碳水化合物、脂肪和蛋白质进入人体后进行氧化分解可释放出能量以满足机体的需要，人体所需要的热能均来自这三大产热营养素。营养学上惯用的热能单位是卡（cal）或千卡（kcal），国际通用单位为焦耳（J）、千焦耳（KJ）或兆焦耳（MJ）。

（一）人体的热能需要

人体热能需要主要包括维持基础代谢、日常体力活动和满足食物的特殊动力作用三个方面。

1. 基础代谢　基础代谢（BM）是指维持人体基本生命活动所必需的热能消耗，如维持体温、心跳、呼吸、脏器活动等的能量消耗。人体的基础代谢因年龄、性别、体表面积、体型而异，也受内分泌状况和气候的影响。一般成年男性每平方米体表面积每小时耗能约为168kJ，女性比男性低5%。

2. 食物特殊动力作用　食物特殊动力作用（SDA）指食物中的营养素在进行消化、吸收、代谢、转运等过程中的能量需要。摄取不同的食物所需要的能量不同，其中蛋白质的食物特殊动力作用最大，相当于它所产生热能的30%，脂肪为4%～5%，碳水化合物为5%～6%。混合膳食的特殊动力作用相当于基础代谢的10%。

3. 各种体力活动　这是人体能量需要的最主要部分。各种体力活动需要的能量主要与体力活动的强度、持续时间、环境及气候等因素有关。其中以劳动强度的影响最明显。

（二）热能的食物来源与参考摄入量

人体所需热能主要由蛋白质、脂类和碳水化合物三大营养素提供。三大营养素所供给的热能应该有适当的比例，才能满足机体需要。按我国居民饮食习惯，成人摄入的蛋白质占总能量的10% ~15%，脂肪占20% ~30%，碳水化合物占55% ~65%。

三、合理营养指导

人体健康需要合理营养，合理营养需要平衡膳食来提供。平衡膳食又称合理膳食，是根据人体对热能和营养素的需要及各类食物的营养价值，通过合理的食物调配，供给人体营养素种类齐全、数量充足和比例适当的膳食，从而使人体的营养需要与膳食供给之间建立平衡关系，达到合理营养，其基本要求如下。

（一）满足人体所需要的热能和营养素

膳食中应含有人体需要的热能和一切营养素，各种营养素相互比例要适当。

（二）正确选配食物和科学烹调加工

合理膳食必须由多种食物构成。一般每日膳食应包括五大类食物：①谷类、薯类和干豆类，主要供给碳水化合物，其次供给蛋白质、B族维生素和膳食纤维，它们是膳食中主要提供热能的食物；②动物性食物，包括肉类、鱼类、蛋、奶类等，主要供给蛋白质、脂肪、矿物质、维生素A和B族维生素；③大豆及其制品，主要供给蛋白质、脂肪、矿物质、B族维生素和膳食纤维；④蔬菜、水果，主要供给维生素C、胡萝卜素、矿物质和膳食纤维；⑤纯热能食物，如烹调油、食糖、酒类等，主要供给热能。

科学烹调加工可减少营养素的丢失，使食物具有良好的感官性状，增进食欲，利于食物消化吸收。

（三）应有合理的膳食制度和进食环境

膳食制度中以定时定量为最重要的因素。每日三餐，两餐间隔4 ~5小时。三餐膳食数量安排要合理，分配比例为早餐占全天总热能的25% ~30%，午餐占40%，晚餐占30% ~35%。

（四）食物必须符合国家食品卫生标准

膳食中各种食物不应有微生物污染及腐败变质，无农药或其他化学物质污染，加入的食品添加剂应符合食品卫生要求。

第二节　食物污染和腐败变质

一、食品污染及其主要危害

食品污染是指正常食品中有外来的、有害于人体健康的微生物、化学物质及放射性物质。食品在生产、加工、贮存、运输、销售、烹调、食用等各个环节中，被有害物质污染，其营养价值和卫生质量降低。人们如果进食了受到污染的食品，就会受到程度不同的危害。

（一）食品污染的种类和来源

1. 生物性污染　包括细菌、病毒、真菌及其毒素，寄生虫及其虫卵和昆虫等对食物的污染。

2. 化学性污染 主要来自农药、化肥等农用化学物质，工业“三废”，滥用食品添加剂，使用不合卫生要求的容器和包装材料，生产工艺、设备不合卫生要求等。

3. 放射性污染 放射性物质可直接或间接污染食品。

（二）食品污染的危害

食用被污染的食品可损害人体健康，引起各种疾病，主要包括：各种肠道传染病和人畜共患传染病，各种寄生虫病，食物中毒，慢性中毒及致癌、致畸、致突变等。

一次大量摄入受污染的食品，可引起食物中毒，如细菌性食物中毒、农药食物中毒和真菌毒素中毒等。长期少量摄入受污染的食品，可引起慢性中毒。例如，摄入残留有机汞农药的粮食数月后，会出现周身乏力、尿汞含量增高等症状；长期摄入微量黄曲霉毒素污染的粮食，能引起肝细胞变性、坏死、脂肪浸润和胆管上皮细胞增生，甚至发生癌变。

二、食品腐败变质及其危害

食品腐败变质是指食品受到各种内外因素的影响，造成其原有化学性质或物理性质发生变化，降低或失去其营养价值和商品价值的过程。如鱼肉的腐臭、油脂的酸败、水果蔬菜的腐烂和粮食的霉变等。

（一）食物腐败变质的原因

食品腐败变质的原因较多，有物理因素、化学因素和生物因素，其中由微生物污染所引起的食品腐败变质是最为重要和普遍的原因。

1. 微生物污染 微生物污染是食品腐败变质的主要因素。导致食品腐败的微生物主要是细菌，且大多为需氧的非致病菌；其次是真菌、酵母菌。

2. 食品本身的化学组成和性质 食品中的活性酶，可引起食品成分分解。食品中水分含量、营养物质、pH 值、渗透压等，为微生物生长繁殖提供了条件，故食品易腐败变质。

3. 环境因素 适宜的温度、湿度、阳光、氧气等是微生物生长和酶作用的重要条件。一般温湿条件适宜微生物生长的环境，易使食品腐败变质。

（二）食品腐败变质的危害

食品腐败变质会导致食品的营养价值降低、食用价值降低甚至丧失，还可能引起食物中毒。大多数微生物引起的腐败具有明显的感官性质改变，但有些芽孢杆菌引起的腐败变质感官性质的变化不明显，主要发生在发酵制品和罐头食品中，由于产酸不产气，而这些食品本身又带有酸味，所以特征不明显，容易被误认为没有问题，食用后则可能会引起食物中毒。

食品腐败变质可引起食源性传染病，有些致病菌如志贺菌属、沙门菌属等在污染食品后，可在食品中存活一定时间，若食用前未采取杀菌措施，则可因食入活体致病菌而引起食源性传染病。常见的通过食品传播的细菌性传染病有痢疾、伤寒、霍乱等。

食品腐败变质还可造成经济损失。无论因食品腐败变质而造成的食品废弃，还是诱发人类疾病都会伴随着一定的经济损失。据 WHO 统计，每年全球仅因食品腐败变质而造成的经济损失就多达几百亿美元。

三、食品污染及腐败变质的预防

1. 加强食品卫生的法制管理 严格执行《食品卫生法》《食品添加剂的卫业管理办法》及《农药安全使用标准》等。

2. 食品防腐及合理贮藏 食品防腐需从食品的生产、加工、运输、烹调及食用方法等各个环节着手，防止微生物对食品的污染。合理贮藏，防止食品腐败变质，延长食品的食用期。贮藏方法包括物理贮藏（低温贮存、高温灭菌及脱水保藏）、化学保藏及生物保藏等。

3. 预防农药污染 安全使用农药，加强农药残留量监测。

4. 加强食品卫生监测及管理 预防食品容器包括材料、用具，各种化学品及有毒、有害食品添加剂对食品的污染。

第三节 食物中毒的防治

一、食物中毒的概念和特点

食物中毒是指健康人经口摄入正常数量、可食状态的“有毒食物”后所引起的以急性（亚急性）感染或中毒为主要临床表现的疾病。

食物中毒的特征：潜伏期短，短时间内可有大量病人出现，呈暴发性；病人的临床表现多相似，且多数以急性胃肠炎症状为主；发病与食用某种食物有关，发病范围与致病食物一致，不食者不发病；停止食用该食物后，人群发病即停止；人与人之间不直接传染；发病曲线呈单峰形，无肠道传染病流行曲线的余波；发病有明显的季节性，多见于夏秋季；人群普遍易感；发病只与某种食物有关，易感性无年龄、性别、职业的差异。

二、食物中毒的种类

（一）细菌性食物中毒

细菌性食物中毒是食物中毒最常见的类型。其共同特点有：发病率高，病死率低（肉毒毒素食物中毒除外），临床表现多为急性胃肠炎症状，夏秋季高发。

1. 沙门菌属食物中毒 沙门菌属是肠道杆菌，其中以猪霍乱沙门菌、鼠伤寒沙门菌、肠炎沙门菌等引起的食物中毒较为常见。其在自然界中广泛存在，生存力较强，在水、肉、乳制品中可生存数周至数月。沙门菌属不耐热，55℃1 小时或 60℃15 ~ 30 分钟可被杀死，100℃则立即死亡。

沙门菌可污染肉类、禽类、蛋类、奶类及水产品等食品。由于沙门菌属不分解蛋白质，因此，被污染的食品通常无感官性状的变化，容易被忽视而食入。

沙门菌释放出毒力较强的内毒素侵犯肠黏膜，引起炎性改变、抑制水和电解质吸收，从而出现胃肠炎症状，主要表现为呕吐、腹痛、腹泻，多呈黄绿色水样便，有时带黏液和脓血。重者出现寒战、惊厥、抽搐、昏迷等症状。

2. 副溶血性弧菌食物中毒 副溶血性弧菌是一种嗜盐性弧菌，在淡水中生存不超过2天，但在海水中能生存47天以上。该菌不耐热，80℃1分钟或56℃5分钟即死亡；对酸敏感，2%醋酸或50%食醋中1分钟即可杀灭。其主要污染海产品或盐腌食品，如海产鱼、虾、蟹、贝类、咸菜和凉拌菜等。

随食物摄入的大量活菌可在肠道内繁殖，并侵入肠黏膜上皮细胞和黏膜下组织，引起水肿、充血等炎症变化。该菌还可产生肠毒素和耐热性溶血素，肠毒素可造成肠壁的淤血和糜烂，溶血素对心和肝脏有毒性。其潜伏期多为14～20小时。主要症状有恶心、呕吐、上腹部阵发性绞痛，继而出现频繁腹泻，粪便呈洗肉水样，少数可有黏液脓血便，很少有里急后重感。部分病人畏寒、发热，体温可达39℃。重症患者可出现脱水，少数人有血压下降、意识不清、循环障碍等表现。病程3～4天，一般预后良好。

3. 葡萄球菌肠毒素食物中毒 葡萄球菌通过污染食物产生肠毒素而致病。潜伏期为1～6小时，多为2～4小时。主要症状为恶心、剧烈反复呕吐、上腹部疼痛及腹泻，体温正常或稍高。病程为1～2天，一般预后良好。

4. 肉毒毒素食物中毒 肉毒毒素食物中毒是由肉毒梭菌产生的肉毒毒素引起的。肉毒梭菌产生的肉毒毒素是一种强烈的神经毒素，其毒性是氰化钾的1万倍，对人致死剂量为10^{-9}mg/kg。肉毒毒素不耐热，80℃30分钟或100℃10～20分钟均可被完全破坏。

我国引起肉毒中毒的食品主要是家庭自制的发酵食品，如臭豆腐、豆豉、豆酱、面酱等，其次是罐头食品、腊肉、酱菜等。国外报道多为火腿、腊肉等肉类制品。

肉毒毒素经消化道进入血液后，主要作用于中枢神经系统颅脑神经核、神经肌肉接点及植物神经末梢，阻止神经末梢释放乙酰胆碱，而引起肌肉麻痹和神经功能不全的症状。早期症状有全身疲倦无力、头晕、头痛、食欲不振、走路摇摆等，少数患者有胃肠炎症状。典型临床表现为对称性脑神经受损的表现，如视力模糊、眼睑下垂、复视，咀嚼与吞咽困难，随后出现声音嘶哑、语言障碍、颈肌无力、头下垂等。严重者可出现呼吸困难或呼吸衰竭。病人一般体温正常、意识清楚。

（二）有毒动植物食物中毒

有毒动植物食物中毒多为误食有毒动植物，或摄入因加工烹调不当未去除有毒成分的动植物而引起的食物中毒。

1. 河豚中毒 河豚又名鲀，是一种味道鲜美但含有剧毒的鱼类。在我国，其主要产于沿海及长江下游地区。江浙一带曾有“拼死吃河豚”一说，可见该鱼味道之鲜美，但食之却要冒生命危险。

河豚的有毒成分为河豚毒素，该毒素分布在内脏、血液、皮肤、生殖器和眼球中，其中以卵巢和肝脏中含量最高。河豚毒素是一种毒性极强的神经毒素，对热、酸稳定，盐腌、日晒或煮沸均不能破坏，碱性条件下易被破坏，120℃高温20～60分钟方可分解。

河豚毒素主要作用于神经系统。其可阻断神经肌肉间的传导，使随意肌进行性麻痹；对骨骼肌纤维和感觉神经有阻断作用，对呼吸中枢有特殊的抑制作用；对心血管系统，可导致外周血管扩张及动脉压急剧降低。

河豚中毒的特点为发病急速而剧烈，潜伏期一般为0.5～3小时，早期出现手指、口唇和舌的刺痛感，以及恶心、呕吐、腹痛、腹泻等胃肠道症状，然后出现口唇、手指、四肢麻痹，严重者全身麻痹呈瘫痪状态。患者可有语言障碍、呼吸困难、血压下降、昏迷，最后多死于呼吸循环衰竭。

2. 毒蕈中毒 蕈又称蘑菇，属于真菌类食物，种类很多。我国食用蕈有近300种，毒蕈约80多种，常因误食而中毒。毒蕈中毒大多于高温多雨季节散发。

毒蕈毒素成分复杂，一种毒蕈可含有多种毒素，有时多种毒蕈含同一种毒素。中毒程度与毒蕈种类、进食量、加工方法及个体差异均有关。根据毒素的作用器官及中毒症状，大体将毒蕈中毒分为以下四种类型。

（1）胃肠炎型：主要症状为恶心，呕吐，阵发性腹痛，剧烈腹泻，水样便，体温不高。此型一般对症处理可很快恢复，病程2~3天，预后良好。

（2）神经、精神型：毒素为毒蝇碱、蟾蜍素、幻觉原等。潜伏期为30分钟~4小时，最短者可在食后10分钟发病。中毒表现有胃肠炎症状和副交感神经兴奋症状，如多汗、流涎、脉缓、瞳孔缩小等，重者出现神经兴奋、精神错乱、精神抑制、幻听、幻视等。病程短，约1~2天可恢复，无后遗症。此型可用阿托品类药物治疗。

（3）溶血型：毒素为鹿花蕈素。潜伏期为6~12小时。除胃肠炎症状外，可有贫血、黄疸、血尿、肝脾大等，病程2~6天，死亡率不高。可用肾上腺皮质激素治疗。

（4）肝肾损伤型：毒素为毒伞七肽，毒伞十肽等。此类毒素为剧毒，对人致死剂量约为0.1mg/kg。潜伏期为6小时至数天，随后出现胃肠炎症状，称为胃肠炎期；以后进入假愈期，无明显临床症状，仅有乏力、食欲减退等。轻度中毒病人由此进入恢复期；重度中毒病人则进入内脏损伤期，出现黄疸、肝功能异常、肝萎缩、肝性脑病、肾肿大、肾衰竭、尿毒症等，此期症状严重、病死率高。经积极治疗，患者在2~3周后进入恢复期。此型可用二巯基丁二酸钠或二巯基丙磺酸钠解毒，并用保肝治疗及其他对症处理。

（三）化学性食物中毒

化学性食物中毒多因食物被有害化学物质污染或因误食引起，农药、亚硝酸盐、金属、类金属及其化合物等有害化学物质均可引起食物中毒。化学性食物中毒一旦发生，潜伏期短，病死率高，后果严重，现介绍常见的几种。

1. 亚硝酸盐中毒 亚硝酸盐中毒多为食用含大量亚硝酸盐的食物所致。如新鲜蔬菜或熟剩菜放置时间太久或咸菜腌制不够充分都会产生亚硝酸盐。亚硝酸盐进入机体后，可使红细胞中正常的低铁血红蛋白氧化成高铁血红蛋白，使之失去携氧功能，引起组织缺氧而出现一系列中毒的临床表现。

潜伏期为10分钟~3小时。口唇、指甲及全身皮肤出现紫绀等组织缺氧的表现，伴有头晕、头痛、嗜睡、乏力、恶心、呕吐、腹痛和腹泻等，严重者可有心率减慢、心律不齐、惊厥、昏迷，患者常死于循环、呼吸衰竭。

2. 砷化物中毒 砷的化合物种类很多，最常见的砷化物是三氧化二砷（俗称砒霜），它是白色、无臭、无味的粉末。急性砷化物中毒多因误食，例如，误把砒霜当成盐、碱，或误食含砷农药拌的种子，滥用含砷杀虫剂造成蔬菜、水果中砷残留量过高，盛放过砷的容器、用具再盛放食物等都可引起中毒。

砷与巯基酶的巯基有很强的亲和力，可与丙酮酸氧化酶的巯基结合，使酶失去活性而影响细胞正常代谢，导致神经细胞、血管舒缩中枢、毛细血管等产生病变，对胃肠道有强烈的腐蚀作用，对肝、肾等实质性器官也有损害。

急性中毒的潜伏期短，仅为数分钟至数小时。表现为口腔、咽喉及上腹部烧灼感，口中有金属味，恶心、呕吐，剧烈腹痛，顽固性腹泻、呈米泔样或血样便。严重者可引起兴奋、谵妄、昏迷、惊厥，患者多因呼吸衰竭、循环衰竭而死亡。

3. 甲醇中毒 甲醇又叫木醇或木酒精，是无色、透明、易燃、易挥发的液体，具有醇香，可与水、乙醇任意混合。甲醇毒性很强，且主要作用于神经系统，其代谢产物甲醛和甲酸也具有毒性。

饮用甲醇和工业酒精兑制的白酒和黄酒，或因酿酒原料或工艺不当导致甲醇量超标的蒸馏酒，可引起甲醇中毒。

甲醇中毒后潜伏期为 8 ~48 小时，有的长达 2 ~3 天。轻度中毒表现为头痛、头晕、乏力，同时具有轻度意识障碍或视乳头充血、视物眼前闪光感、眼球疼痛或轻度代谢性酸中毒；重度中毒除上述症状外，有重度意识障碍或严重视力障碍，甚至失明，可有眼底视神经萎缩或严重代谢性酸中毒的症状。

（四）真菌性食物中毒

真菌广泛分布于人类生活环境中，种类极多。长久以来，人们利用真菌酿造食品，工业农业、饮食、卫生等部门也利用真菌进行生产加工或治疗疾病，造福于人类，但是也有很多种真菌对动植物和人类危害极大，不仅寄生可以致病而且食入可致中毒。

常见的真菌毒素食物中毒如下。

1. 黄曲霉毒素中毒 黄曲霉毒素是黄曲霉产生的，为致癌物。黄曲霉毒素非常稳定，耐热，在熔点（200℃ ~300℃）之下不会分解，且其毒性非常强，主要损伤肝脏，使肝细胞坏死、出血及胆管增生。产生黄曲霉毒素的真菌主要污染粮食及其制品，如花生、花生油、大米、棉籽，奶、咸鱼等也有污染。

2. 赤霉病麦中毒 赤霉病麦中毒是食用了受赤霉病害的麦类食物后发生的中毒现象。引起麦类赤霉病的病原菌主要是镰刀菌中的禾谷镰刀菌、串珠镰刀菌、尖孢镰刀菌、燕麦镰刀菌，它们可产生引起呕吐的赤霉病麦毒素和具有雌性激素作用的玉米赤霉烯酮两类真菌毒素。

3. 黄变米中毒 受真菌代谢产物污染后米粒变黄，称为黄变米。根据污染真菌的不同，黄变米可分为三种，第一种即黄绿青霉黄变米，受黄绿青霉产生的黄绿青霉素污染，这种真素毒性强烈，侵害神经，可导致死亡；第二种为桔青霉黄变米，受桔青霉的毒素桔青霉素污染，此毒素主要损害肾脏，引起实质性病变；第三种是岛青霉黄变米，受岛青霉产生的黄天精和岛青霉毒素所污染，主要对肝脏有毒害作用。

4. 麦角中毒 此类中毒是由于食用了带有麦角的麦类或麦制品引起的。病原菌为麦角菌，此菌能形成麦角胺、麦角类碱和麦角新碱三类生物碱，其中麦角胺可引起食物中毒，急性中毒表现为恶心、呕吐、腹痛、腹泻，心力衰竭、昏迷等；慢性中毒表现有不同症状。

除了上述之外，还有甘蔗的霉变中毒等由真菌有毒代谢物引起的食物中毒。

三、食物中毒的调查与处理

当接到食物中毒报告后，医务人员应立即赶赴现场，迅速抢救病人。同时应及时进行认真调查，暂时封存可疑食物，禁止继续食用或出售。立即送检可疑食品、病人排泄物和洗胃液等，以便明确诊断。初步确定为食物中毒后，应及时向卫生监督部门报告。

（一）食物中毒的调查

在我国现行的卫生管理体制下，食物中毒的调查通常是由各级食品卫生监督机构执行，但医护人员有责任参与食物中毒事件必要的调查。

1. 调查目的 食物中毒的调查目的主要有：①明确诊断，以利抢救病人；②确定中毒原因和性质，阻止中毒事件的扩大；③确定中毒食品及污染原因，改进卫生措施；④确定肇事单位和个人责任大小，以便采取法律措施和行政处罚的量刑；⑤全面总结、吸取经验教训，提高食品卫生工作水平，防止类似食物中毒事件的再次发生。

2. 一般调查 了解食物中毒的发生时间、发病经过、大致人数和严重程度，以及中毒者的主要临床特征和分布情况；了解中毒者发病当天和前两天的食谱，初步确定引起中毒的可疑食物，并立即封存；了解该单位的厨房、食堂、炊具、餐具等卫生状况及炊事人员个人卫生和健康状况，初步分析可能引起中毒的原因和条件；在调查的同时，对中毒者做出正确诊断和治疗。

3. 现场采样检验 当初步确定为食物中毒，且对病人发病前食谱及可疑致病食品有大致了解时，现场工作人员应立即采集有关样品送相应部门进行检验。

（1）采样内容：包括病人排泄物、呕吐物和洗胃水；剩余的可疑食品，如食用的剩余食品或未完全加工的食品原料；炊具及用具等擦拭取样；有时还需采集被怀疑的水源水样，或者被农药污染的水果、蔬菜类；若现场已经没有可采集的样品，应根据有关情况调查，进行追踪采样。

（2）采样要求：应在调查的同时尽快采样送检，否则无法采集到所需要的样品或者所采集的样品无多大实用价值。采集病人临床标本要在使用抗菌药物之前，否则不利于致病菌的实验室培养；及时采集洗胃水、病人排泄物和现场的剩余食品，以免丧失实验室诊断的时机；采样的数量要能满足各项检验及重复实验的需要，一般固体不得少于200g、液体不得小于100ml；所采集的样品应密封，做好记录，并注明采样地点、时间、名称、数量、送检日期、采样者、送检项目等。

4. 中毒原因调查 除一般情况调查和采样检验外，还需进行下列特定的调查项目：①食品来源及可能污染因素；②食品的种类及可能污染因素；③食品的加工方法、过程，加热温度和时间，存放场所的温度及时间等；④炊具的卫生要求，如刀、砧板等是否生熟分开；⑤熟食间和进食场所的卫生状况及可能污染因素；⑥食品从业人员（炊事员、服务员）的近期健康状况及传染病病史；⑦临床和实验室的反馈情况；⑧共同进食人员的去向及发病情况等。总之，食物中毒原因调查过程中必须注意证据的客观性、科学性、法律性。根据病人的进食史、发病情况、临床特征和实验室检验结果，进行综合分析判断，以得出中毒原因的结论。

（二）食物中毒的处理

1. 病人处理 应迅速、及时、有效地治疗病人。常规原则为及时催吐、洗胃、导泻，并给予支持疗法；根据现场调查分析的可能中毒原因及中毒者的临床特征，采取针对性的救治措施和对症处理；确定中毒原因后，则应迅速应用特效解毒药物。

2. 现场处理 对含毒食物应经消毒后予以销毁；接触过有毒食物的容器、用具等，应经煮沸或用1% ~2%碱水煮沸消毒；患者的呕吐物、排泄物，可用20%生石灰乳或漂白粉等消毒处理，被其污染的地面及其他物品可用3%来苏溶液消毒。

3. 污染源及其预防性处理　根据引起食物中毒的原因，采取一些必要的处理方法。例如，强制调离近期有传染病病史或病原携带者的从业人员；切断来自可能引起食物中毒的食品供应来源；责令改善有可能导致食物中毒的内外环境，贯彻落实有关卫生制度和采取预防性措施等。

4. 责任处理　根据《中华人民共和国食品卫生法》，视食物中毒事件的严重性和危害程度，考虑肇事单位或个人在事件中的责任和态度，依照处罚条款进行行政处罚，直至追究刑事责任。

5. 资料处理　在食物中毒调查结束后，应对调查的情况及所有资料进行整理和总结，写出专题报告。报告内容包括：中毒发生经过，食用人数、中毒人数、死亡人数、临床特征，中毒人员的年龄、性别、区域分布，检验结果，治疗情况，病人转归状况，中毒原因分析等。各种检验结果、结论，以及涉及的所有调查处理过程等有关资料，应存档并按要求逐级上报。

总之，要针对食物中毒原因及时总结经验教训，并制定严格的卫生制度和预防措施，杜绝类似事件的再发生。

第三章 劳动卫生与职业病

第一节 概 论

劳动是人类生存和发展的必需手段之一，劳动与健康本质上是相辅相成、相互促进的。然而，不良的劳动条件，则可影响劳动者的生命质量，以至危及健康、导致职业性病损（职业病）。其中，劳动条件包括生产工艺过程、劳动过程、工作（生产）环境三个方面。而劳动卫生则主要是研究劳动条件对劳动者健康的影响，以劳动者的健康在职业活动过程中免受有害因素侵害为目的的工作领域，其首要的任务是识别、评价、预测和控制不良的劳动条件，以及在法律、技术、设备、组织制度和教育等方面采取相应措施以保护劳动者的健康，提高劳动能力，促进人类的生存和发展。

一、职业有害因素

生产工艺过程、劳动过程、工作（生产）环境中产生和（或）存在的，对劳动者的健康、安全和劳动能力可能造成不良影响的一切要素或条件，统称为职业性有害因素。

职业性有害因素按其来源可分为三类，即生产工艺过程中、劳动过程中、生产环境中存在的有害因素。

（一）生产工艺过程中的有害因素

生产工艺过程是按成品工艺要求利用生产设备对原材料进行处理的连续作业过程。生产工艺过程产生的有害因素按性质可分为三类。

1. 化学性有害因素 包括生产性毒物和生产性粉尘。

（1）生产性毒物：①金属及类金属，如铅、汞、砷等；②有机溶剂，如苯、二氧化硫、四氯化碳等；③刺激性气体和窒息性气体，前者常见的有氯气、氨气、光气等，后者常见的有一氧化碳、氰化氢、硫化氢等；④苯的氨基和硝基化合物，如三硝基甲苯、苯胺等；⑤高分子化合物生产过程中的毒物，如氯乙烯、丙烯腈等；⑥农药，如有机磷农药、拟除虫菊酯类农药等。

（2）生产性粉尘：可分为无机粉尘（如游离二氧化硅粉尘、石棉尘、煤尘、水泥尘等）、有机粉尘（如棉麻、烟草、兽毛等尘粒）及混合性粉尘。

2. 物理性有害因素

（1）异常气象条件：高温、高湿、高气流、强热辐射、低温、低湿等。高温、强热辐射，特别是与高湿结合，低温、低湿，特别是与高气流结合，均可对健康造成不同程度的损害。现代化工环境的密闭、空调化，导致室内空气不流通及室内外温差大，也会对健康产生不良影响。

（2）异常气压：高气压、低气压等。在高气压下进行潜水和潜涵作业，在转向正常气压时，如果减压速度过快，可使溶解在人体组织和血液中的空气形成气泡，导致血液循环障碍和组织损伤，可引起减压病；高原作业、高空飞行（海拔3000m以上）等低气压时可引起高山病和航空病。

（3）非电离辐射：如紫外线、红外线、可见光、射频辐射（包括高频电磁场和微波）、激光等。随着现代化办公设备的增加，电脑、微波、移动通讯的广泛应用，接触非电离辐射的人数逐渐增加。非电离辐射对人体的主要生物学作用是致热效应，可引起神经衰弱综合征等临床表现。

（4）电离辐射：如X射线、γ射线、β粒子等。

（5）噪声、振动。

3. 生物性有害因素

（1）细菌：如屠宰、皮毛加工等作业，可接触到炭疽芽孢杆菌、布氏杆菌等。

（2）病毒：如森林作业，可受到携带森林脑炎病毒蜱的叮咬而感染森林脑炎。

（3）真菌：如在粮食的收获、加工、储存过程中，劳动者可接触到谷物上的曲霉菌、青真菌等。

（4）真菌、寄生虫及某些植物花粉：如农民在田间劳动时可被钩虫感染。

我国目前化学性有害因素的危害问题最为突出，是需重点治理的内容。

（二）劳动过程中存在的有害因素

劳动过程是指劳动者为完成某项生产任务而进行的各种操作的总和。劳动过程中存在的有害因素包括：

1. 劳动组织制度、劳动作息制度不合理等。

2. 劳动强度过大或生产定额不当，如安排的作业与劳动者生理状况不相适应、生产定额过高、超负荷加班加点等，导致劳动者产生过度疲劳和心理紧张，从而使作业能力下降甚至损害健康。

3. 精神过度紧张，如机动车驾驶。

4. 劳动工具设计不科学，或长时间处于某种不良体位，导致个别器官或系统过度紧张等。

如劳动过程中的强迫体位可能引起背痛、扁平足、下肢静脉曲张、脊柱变形等；运动器官过度紧张可能引起肩周炎、滑囊炎、神经肌痛、肌肉痉挛等；视觉器官过度紧张可能引起视力障碍；发音器官过度紧张可能引起机能性发音障碍、声带水肿、声带小结等。

（三）生产环境中存在的有害因素

1. 自然环境中的有害因素　如炎热季节的太阳辐射、冬季的低温等。

2. 厂房建筑或布局不合理　如通风不良、采光照明不足、有毒工段与无毒工段安排在一个车间。

3. 生产环境缺少必要的卫生安全防护设施　如防尘、防毒等设备造成生产过程中有害因素对生产环境污染。

职业性有害因素是多种多样的，在实际生产场所中，往往是多种职业性有害因素同时存在，造成对劳动者健康的损害。如铸造业工人同时接触高温、噪声、振动、一氧化碳、金属烟尘和矽尘等，这些因素对人体健康会产生联合损害作用。

职业性有害因素的种类和接触强度（剂量）随科学技术、社会经济的发展和生产工艺技术的更新而改变。21 世纪是高新技术，尤其是生命科学技术飞速发展的时代，也是我国国民经济大发展时期，随着社会经济的发展和高新工艺技术、新材料、新产品的引进、生产和使用，以及“清洁生产”、“前期预防”的推广，来自生产工艺工程的有害因素将被有效控制，作业环境可望大大改善，而劳动过程存在的有害因素，如工效学问题、生物节律问题、职业心理紧张等逐渐成为我国职业卫生工作的重要内容。生物工程技术的开发和应用中，目前虽未见重大职业危害事故发生，但基因重组或突变所致生物性致病原的潜在危害性，以及基因工程产品对人的安全性评价也将是职业卫生的一个新课题。在 21 世纪初叶，威胁我国职业人群健康的职业性有害因素仍以生产性粉尘（硅尘、石棉尘等）、化学性毒物（铅、汞、苯等）和某些物理因素（噪声、放射性物质等）为主。

二、职业有关疾病的概念和种类

（一）职业病的概念

职业性有害因素作用于人体的强度与时间超过一定限度时，所造成的损害超出机体的代偿能力，从而导致一系列的功能性和（或）器质性病理改变，出现相应的临床征象，并影响劳动能力，这类疾病通称为职业病。医学上所称的职业病是泛指职业性有害因素所引起的特定疾病，而在立法意义上，职业病却具有一定的范围。按照职业病防治法规定，职业病是指企业、事业单位和个体经济组织的劳动者在职业活动中，因接触粉尘、放射性物质和其他有毒、有害物质等因素而引起的疾病。

（二）职业病的种类

从 2002 年 5 月 1 日起，我国正式实施《职业病防治法》。此法公布的法定职业病有尘肺病、职业性放射性疾病、职业中毒、物理因素所致职业病、生物因素所致职业病、职业性皮肤病、职业性眼病、职业性耳鼻喉口腔疾病、职业性肿瘤和其他职业病 10 大类，共计 115 种。

1. 尘肺

（1）矽肺；

（2）工尘肺；

（3）石墨尘肺；

（4）碳黑尘肺；

（5）石棉肺；

（6）滑石尘肺；

（7）水泥尘肺；

（8）云母尘肺；

（9）陶工尘肺；

（10）铝尘肺；

（11）电焊工尘肺；

（12）铸工尘肺；
（13）根据《尘肺病诊断标准》和《尘肺病理诊断标准》可以诊断的其他尘肺。

2. 职业性放射性疾病

（1）外照射急性放射病；
（2）外照射亚急性放射病；
（3）外照射慢性放射病；
（4）内照射放射病；
（5）放射性皮肤疾病；
（6）放射性肿瘤；
（7）放射性骨损伤；
（8）放射性甲状腺疾病；
（9）放射性性腺疾病；
（10）放射复合伤；
（11）根据《放射性疾病诊断总则》可以诊断的其他放射性损伤。

3. 职业中毒

（1）铅及其化合物中毒（不包括四乙基铅）；
（2）汞及其化合物中毒；
（3）锰及其化合物中毒；
（4）镉及其化合物中毒；
（5）铍病；
（6）铊及其化合物中毒；
（7）钡及其化合物中毒；
（8）钒及其化合物中毒；
（9）磷及其化合物中毒；
（10）砷及其化合物中毒；
（11）铀中毒；
（12）砷化氢中毒；
（13）氯气中毒；
（14）二氧化硫中毒；
（15）光气中毒；
（16）氨中毒；
（17）偏二甲基肼中毒；
（18）氮氧化合物中毒；
（19）一氧化碳中毒；
（20）二硫化碳中毒；
（21）硫化氢中毒；
（22）磷化氢、磷化锌、磷化铝中毒；
（23）工业性氟病；
（24）氰及腈类化合物中毒；

(25) 四乙基铅中毒；
(26) 有机锡中毒；
(27) 羰基镍中毒；
(28) 苯中毒；
(29) 甲苯中毒；
(30) 二甲苯中毒；
(31) 正己烷中毒；
(32) 汽油中毒；
(33) 一甲胺中毒；
(34) 有机氟聚合物单体及其热裂解物中毒；
(35) 二氯乙烷中毒；
(36) 四氯化碳中毒；
(37) 氯乙烯中毒；
(38) 三氯乙烯中毒；
(39) 氯丙烯中毒；
(40) 氯丁二烯中毒；
(41) 苯的氨基及硝基化合物（不包括三硝基甲苯）中毒；
(42) 三硝基甲苯中毒；
(43) 甲醇中毒；
(44) 酚中毒；
(45) 五氯酚（钠）中毒；
(46) 甲醛中毒；
(47) 硫酸二甲酯中毒；
(48) 丙烯酰胺中毒；
(49) 二甲基甲酰胺中毒；
(50) 有机磷农药中毒；
(51) 氨基甲酸酯类农药中毒；
(52) 杀虫脒中毒；
(53) 溴甲烷中毒；
(54) 拟除虫菊酯类农药中毒；
(55) 根据《职业性中毒性肝病诊断标准与处理原则》可以诊断的职业性中毒性肝病；
(56) 根据《职业性急性化学物中毒诊断总则》可以诊断的其他职业性急性中毒。

4. 物理因素所致职业病

(1) 中暑；
(2) 减压病；
(3) 高原病；
(4) 航空病；
(5) 手臂振动病；

5. 生物因素所致职业病

（1）炭疽；

（2）森林脑炎；

（3）布氏杆菌病。

6. 职业性皮肤病

（1）接触性皮炎；

（2）光敏性皮炎；

（3）电光性皮炎；

（4）黑变病；

（5）痤疮；

（6）溃疡；

（7）化学性皮肤灼伤；

（8）根据《职业性皮肤病诊断标准》可以诊断的其他职业性皮肤病。

7. 职业性眼病

（1）化学性眼部灼伤；

（2）电光性眼炎；

（3）职业性白内障（含辐射性白内障、三硝基甲苯白内障）。

8. 职业性耳鼻喉口腔疾病

（1）噪声聋；

（2）铬鼻病；

（3）牙酸蚀病。

9. 职业性肿瘤

（1）石棉所致肺癌、间皮瘤；

（2）联苯胺所致膀胱癌；

（3）苯所致白血病；

（4）氯甲醚所致肺癌；

（5）砷所致肺癌、皮肤癌；

（6）氯乙烯所致肝血管肉瘤；

（7）焦炉工人肺癌；

（8）铬酸盐制造业工人肺癌。

10. 其他职业病

（1）金属烟热；

（2）职业性哮喘；

（3）职业性变态反应性肺泡炎；

（4）棉尘病；

（5）煤矿井下工人滑囊炎。

三、职业病的诊断与处理

《职业病防治法》明确规定，职业病的诊断应当由省级以上卫生行政部门批准的医疗卫生机构承担，并由三名以上取得职业病诊断资格的执业医师进行集体诊断。对职业病诊断必须准确、及时；对诊断有意见分歧的，应按多数人的意见诊断；对不同意见应如实记录。职业病诊断，应综合分析下列因素。

1. 患者的职业史 职业接触史是诊断职业病的前提条件。主要询问患者的职业、工种、工作时间、劳动强度、生产环境、生产条件、防护设备和措施等。

2. 职业危害接触史和现场危害调查与评价 职业危害接触史是诊断职业病的重要前提，包括患者接触职业性有害因素的工种、工龄、防护措施等；现场危害调查主要是监测和调查职业有害因素的种类、接触方式、浓度和时间，同时还要调查是否有防护措施及防护效果。

3. 临床表现和辅助检查 包括询问病史、体格检查、实验室检查。职业病的检查需要在全面的基础上有重点和针对性，如苯中毒重点检测造血系统和进行尿苯酚测定；尘肺重点是摄 X 线胸片；噪声危害重点是听力测定等。

患者的职业史和职业危害接触史是诊断职业病的先决条件，临床表现、辅助检查和现场危害调查是诊断职业病的重要依据，三者相互联系，互为印证。职业病确诊后，须出具诊断证明书，并认真贯彻执行《职业病防治法》，做好逐级上报工作。对职业病患者的处理主要做好两方面的工作，一是对患者进行及时有效的治疗；二是按照《职业病防治法》的要求，落实职业病患者应享有的各种劳保待遇。

4. 职业病的报告 为了及时掌握职业病的发病情况，以便采取预防措施，卫生部修改并重新颁发了《职业病诊断与鉴定管理办法》及职业病报告办法，其中规定：①急性职业中毒和急性职业病应在诊断后 24 小时以内报告，卫生监督部门应会同有关单位进厂进行调查，提出报告，以便督促厂矿企业做好预防职业病的工作，防止中毒事故再次发生；②慢性职业中毒和慢性职业病在 15 天内会同有关部门进行调查，提出报告并进行登记，以便及时掌握和研究职业中毒和职业病的动态，制定预防措施。

四、职业有关疾病的预防和控制

（一）全球策略

由于各种职业性有害因素对劳动者的健康产生严重的危害，WHO 最新数据指出，全世界每年发生 2.5 亿起工伤事故、1.6 亿职业病患者，造成 1100 万人死亡和巨大经济损失。因此，开展有效的职业性损害防制和职业卫生服务，是新世纪职业卫生面临的挑战。WHO 提出了“人人享有职业卫生”的全球战略，并认为理想的“人人享有职业卫生”基本框架应包括：

1. 更新和实施职业卫生立法与标准。
2. 明确和强化职业健康安全（OHS）管理机构的职责和竞争力。
3. 强调雇主对 OHS 不可推卸的责任。
4. 加强政府、雇主与工会三方面合作。
5. 为雇主和雇员提供教育、培训和信息便利。
6. 发展和完善职业卫生服务。
7. 提供技术咨询服务。
8. 开展科学研究。

9. 完善工伤事故和职业病报告与登记制度，建立数据库管理系统。

10. 协调劳资合作，促使企业将作业场所职业卫生列入企业管理日程。

（二）基本原则

1. 三级预防的原则

（1）第一级预防：即采取有效的措施，从根本上消除或减少职业性有害因素的接触及其对职业人群健康的影响，是防制工作中最有效的措施。例如，改革工艺、改进生产过程、制订职业接触限值等，使工作场所或生产过程达到职业安全卫生标准要求。

（2）第二级预防：当第一级预防未能达到要求，职业性有害因素开始损害劳动者健康时，应尽早发现，采取补救措施。其主要任务是早期检测，及时处理，防止职业性损害进一步发展。例如，开展职工的健康监护，进行定期的健康检查，以便早期发现职业病病人，及时治疗处理等。

（3）第三级预防：当第一、第二级预防未能有效地防止和控制职业性有害因素对劳动者健康的影响时，有些劳动者已发展为职业病或工伤的患者，此时应及时做出正确的诊断和处理，包括脱离接触、实施有效治疗、预防并发症、促进患者尽快康复等。

2. 安全第一、预防为主的原则“安全第一，预防为主”作为我国安全生产管理的方针，为政府和企业提供了宏观的策略导向。在这一方针指导下，各生产经营单位逐步形成了“企业负责，政府监察，行业管理，群众监督”的职业安全工作体制。这些制度的建立和配套措施的实施，是消除和控制职业性外伤和安全生产事故最有效的方法。

（三）防制措施

职业性损害的防制措施包括法律措施、组织措施、技术措施和卫生保健措施等几个方面。

1. 法律措施　我国政府颁布了一系列法律规范性文件，从法律上防制职业性有害因素对职业人群的健康危害。特别是2001年的《中华人民共和国职业病防治法》和2002年的《中华人民共和国安全生产法》，为保护职业人群的健康和保障人民群众生命财产安全提供了强有力的法律保障。

职业卫生标准和职业病诊断标准是执行国家职业卫生法律法规的基础。迄今我国发布的有关化学毒物、粉尘及物理因素的国家职业卫生标准已达200余个，职业病诊断标准70余种，逐步形成了我国特有的职业卫生和职业病的标准系列，对我国职业卫生的管理和职业病的诊断、治疗及预防起到了指导作用。

职业卫生监督是依法对职业卫生和职业病防治进行管理的重要手段之一，按监督实施的阶段，可分为预防性卫生监督和经常性卫生监督两大项。

（1）预防性卫生监督：属于预测和控制职业危害的前瞻性监督，指涉及生产设施的新建、改建、扩建，以及技术改造和技术引进项目，要求职业卫生设施必须与主体工程同时设计、同时施工、同时验收，并应符合国家卫生标准。

（2）经常性卫生监督：包括对工作场所职业性有害因素和作业者接触水平的监测、监督，对健康监护制度、安全操作规程、个人防护用品使用，以及安全卫生设备维护、检修等情况的常规监督。

2. 组织措施

（1）领导重视：组织措施中很重要的一个方面就是对领导层的开发，让用人单位（企业）负责人树立“企业经济效益与职工安全卫生同步发展”的观念，严格按有关职业卫生法规、条例和标准组织生产，履行控制职业病危害的承诺和义务，保障职工“人人享有职业安全与卫生”的合法权益。

（2）加强人员培训和健康教育：对从事职业卫生与职业病防治的专业人员，加强培训和知识更新，提高其业务能力。对劳动者开展职业健康教育，让他们知道职业性有害因素对健康的影响和防护办法，增强自我保护意识，积极参与职业性有害因素和职业病的防制。

（3）建立健全职业卫生制度：用人单位应根据有关的法律法规和单位的实际情况，建立合理的职业卫生和劳动制度。如为了预防高温作业环境下中暑的发生，用人单位应根据当地气候特点，适当调整夏季高温作业的劳动和休息制度，尽可能缩短劳动持续时间，增加工作休息次数，延长工休，特别是午休时间等。

3. 技术措施

（1）改革工艺、消除或减少职业性有害因素的产生：职业中毒预防时，可采用无毒或低毒物质代替有毒物质，限制化学原料中有毒杂质的含量；油漆生产中用锌白或钛白代替铅白；喷漆作业采用无苯稀料和静电喷漆新工艺；酸洗作业限制酸中砷的含量；电镀作业采用无氰电镀工艺等。

（2）生产过程尽可能机械化、自动化、密闭化，减少工人对职业性有害因素的接触：加强生产设备的管理和检查维修，防止毒物和粉尘的跑、冒、滴、漏造成意外事故。噪声的控制，可将噪声源封闭或将工人操作地点封闭成一个较小的隔声空间等。

（3）加强工作场所的通风排毒除尘：厂房车间是相对封闭的空间，室内的气流影响毒物、粉尘的排出，可采用局部抽出式机械通风系统及除尘装置排除毒物和粉尘，以降低工作场所空气中的毒物粉尘浓度。

（4）合理设置厂房建筑和生产过程：有生产性毒物逸出的车间、工段或设备，应尽量与其他车间、工段隔开，合理配置，以减少其影响范围。厂房的墙壁、地面应以不吸收毒物和不易被腐蚀的材料制成，表面力求平滑和易于清洗，以便经常保持清洁卫生。

（5）其他技术措施：如矿山的掘进采用水风钻，石英粉厂的水磨、水筛，铸造厂的水爆清砂；在风道、排气管口等部位安装各种消声器，以降低噪声传播；用多孔材料装饰车间内表面，或在工作场所内悬挂吸声物体，吸收辐射和反射声，以降低工作环境噪声强度等。

4. 卫生保健措施

（1）开展职业卫生技术服务：①职业病危害的预评价：这是职业病防治前期预防的重要内容，其目的是对建设项目可能产生的职业性有害因素及其对工作场所和劳动者健康的影响作出评价，确定危害类别和职业病防护措施。②工作场所职业性有害因素的检测与评价：其目的在于及时发现和动态掌握工作场所中潜在的职业性有害因素的种类、存在形式、强度、消长规律等，为改善劳动条件和实施有效的干预措施提供依据。③职业健康监护：是以预防为目的，对接触职业危害因素人员的健康状况进行系统的检查和分析，从而发现早期健康损害的重要措施。职业健康监护包括职业健康检查、职业健康监护档案管理等内容，其中职业健康检查主要有就业前体检和定期体检。就业前体检的目的在于，掌握就业者上岗前的健康状况和发现职业禁忌证，以确定其健康状况能否从事该种作业，健康资料还可作为今后定期体检的对照。定期体检是按一定时间周期对有害作业工人进行常规的健康检查，及时发现职业病的早期损害或可疑征象，并为工作场所防护措施的效果评价提供资料。④其他职业卫生技术服务：如职业病防护设施与职业病防护用品效果评价、化学品毒性鉴定、放射卫生防护检测与评价等。

（2）合理使用个人防护用品：在生产设备防护和通风措施不够完善，特别是在事故抢修或进入设备内检修时，个人防护用品具有重要的作用。个人防护用品主要有防毒防尘面具、防护服装及防护油膏等。用人单位应按规定给劳动者提供足够有效的个人防护用品，并在使用前进行培训，保证使用者学会正确使用，以达到最大的防护效果。

（3）合理供应保健食品和饮料：对接触生产性毒物的劳动者，应根据所接触毒物的毒作用特点，在保证平衡膳食的基础上，补充某些特殊需要的营养成分（如维生素、无机盐、蛋白质等）。对从事高温作业的劳动者应补充含盐饮料和高蛋白食品，并适量补充水溶性维生素等。

第二节　几种常见的职业病

一、铅中毒

（一）理化特性

铅是一种质地柔软的蓝灰色重金属，比重 11.3，熔点 327℃，沸点 1620℃。加热到 400℃～500℃时，即有大量铅蒸汽逸出，在空气中迅速氧化、冷凝为铅烟。金属铅不溶于水，但可溶于酸。

（二）接触机会

铅的用途很广，是我国最常见的职业性毒物之一。接触作业主要有：铅锌矿的开采及冶炼；蓄电池及颜料工业的熔铅和制粉；含铅油漆的生产与使用；制造电缆和铅管；铅化合物的生产和使用，如制药、汽油防爆剂、塑料稳定剂等；电力与电子行业，如保险丝、含铅焊锡、电子显像管的制造等。

日常生活中接触铅的机会也很多，如饮铅壶和铅锡壶烫过的酒，误食铅化合物污染的食物等。

（三）毒理

1. 吸收、分布和代谢　在生产环境中，铅化合物主要经呼吸道进入人体，少量经消化道进入。无机铅化合物不能通过完整皮肤，但四乙基铅可通过皮肤和黏膜吸收。铅经呼吸道吸收较为迅速，吸入的氧化铅烟，约有 40% 进入血液循环，其余由呼吸道排出。铅尘的吸收取决于颗粒大小和溶解度。消化道摄入的铅化合物约有 5%～10% 通过胃肠道吸收。缺铁、缺钙及高脂饮食可增加胃肠道对铅的吸收。进入血液的铅约 90% 与红细胞结合，其余在血浆中。血浆中的铅由血浆蛋白结合铅和可溶性磷酸氢铅（$PbHPO_4$）两部分组成。

血液中的铅初期分布于肝、肾、皮肤和骨骼肌中，以肝、肾中浓度最高，数周后有95%的铅以不溶性的磷酸铅［$Pb_3(PO_4)_2$］形式沉积于骨、毛发、牙齿等组织中。人体内90%~95%的铅储存于骨内，较稳定。铅在人体内的代谢与钙相似，当食物中缺钙或因感染、饮酒、外伤和服用酸性药物而造成酸碱平衡紊乱时，均可使骨内不溶性的磷酸铅转化为可溶性磷酸氢铅进入血液循环而引起铅中毒症状出现。体内的铅排出缓慢，生物半衰期大约需要5~10年。铅主要随尿排出，小部分随粪便、胆汁、乳汁、唾液、汗液和月经排出。血铅可通过胎盘进入胎儿，影响子代。乳汁内的铅可影响婴儿。

2. 毒性作用机制 铅作用于全身各系统和器官，主要累及神经系统、消化系统、血液系统、造血系统及肾脏。目前认为：①铅影响卟啉代谢，导致血红素合成障碍，是铅中毒较为重要和早期的变化之一。卟啉是血红素合成的中间产物，铅通过抑制卟啉代谢过程中一系列酶的活性，导致血红素合成障碍。铅抑制δ－氨基－γ－酮戊酸脱水酶（ALAD）和血红素合成酶。ALAD受抑制后，δ－氨基－γ－酮戊酸（ALA）形成胆色素原过程受阻，血中ALA增加，由尿排出；铅抑制血红素合成酶，使原卟啉Ⅸ不能与二价铁结合为血红素，红细胞中游离原卟啉（FEP）增多，后者可与红细胞线粒体内含量丰富的锌结合，导致锌原卟啉（ZPP）增加。尿中ALA及血液中的FEP和ZPP测定都可作为铅中毒的诊断指标。②铅直接作用于红细胞，使其寿命缩短，脆性增加，导致溶血和贫血。③铅作用于神经系统，使大脑皮质兴奋与抑制功能紊乱，皮质－内脏调节障碍，末梢神经传导速度降低。④铅对红细胞，特别是骨髓中的幼稚红细胞具有较强的毒性作用，造成点彩、网织、碱粒红细胞增多。

此外，铅可致肠壁及小动脉壁平滑肌痉挛而引起腹绞痛、暂时性高血压、铅面容、眼底动脉痉挛与肾小球滤过率降低等。

（四）临床表现

铅中毒是常见的职业中毒之一，急性中毒在生产中已极罕见。职业性铅中毒基本上为慢性中毒，主要表现为神经、消化、血液和造血系统的症状。

1. 神经系统症状 主要表现为类神经征，外周神经炎，严重者出现中毒性脑病。铅对外周神经损害可呈感觉型、运动型和混合型。感觉型表现为肢端麻木，呈手套或袜套样感觉障碍；运动型表现为伸肌无力，握力下降，重者可出现伸肌瘫痪，出现“腕下垂”、“足下垂”。铅中毒性脑病在我国已极为少见。

2. 消化系统症状 表现为食欲不振、恶心、腹胀、腹隐痛，腹泻或便秘。口腔卫生较差者在门齿、犬齿牙龈边缘有蓝黑色“铅线”。重者出现铅绞痛，多为突然发作，呈持续性绞痛，阵发性加剧，部位多在脐周，发作时患者面色苍白，出冷汗，体位卷曲，多伴有呕吐、烦躁不安，发作可持续数分钟以上。检查时腹部柔软平坦，轻度压痛，无固定压痛点，肠鸣音减弱。腹绞痛是慢性中毒急性发作的典型症状。

3. 血液和造血系统 可有轻度贫血，多呈低色素正常细胞型贫血，周围血中可见点彩红细胞、网织红细胞及碱粒红细胞增多。

此外，长期接触铅尚可损害肾脏，尿中可出现蛋白、红细胞及管型。女性患者有月经不调、流产及早产等。哺乳期妇女可通过乳汁影响婴儿。

（五）诊断及处理原则

铅中毒诊断必须依据职业史和生产现场调查资料，进行综合分析。国家职业性慢性铅中毒诊断分级标准及处理原则（GBZ37－2002）如下。

1. 诊断

（1）观察对象：有铅的密切接触史，无铅中毒的临床表现，具有下列表现之一者：①尿铅≥0.34μmol/L（0.07mg/L）或0.48μmol/24h（0.1mg/24h）；②血铅≥1.9μmol/L（0.4mg/L）；③诊断性驱铅试验后，尿铅≥1.45μmol/L（0.3mg/L）而＜3.86μmol/L（0.8mg/L）者。

（2）轻度中毒：血铅≥2.9μmol/L（0.6mg/L）或尿铅≥0.58μmol/L（0.12mg/L）；且具有下列一项表现者，可诊断为轻度中毒：①尿δ－氨基－r－酮戊酸≥61.0μmol/L（8mg/L）者；②血红细胞游离原卟啉（EP）≥3.56μmol/L（2mg/L）；③红细胞锌原卟啉（ZPP）≥2.91μmol/L（13.0μg/gHb）；④有腹部隐痛、腹胀、便秘等症状。

诊断性驱铅试验时，若尿铅≥3.86μmol/L（0.8mg/L）或4.82μmol/24h（1mg/24h）者，也可诊断为轻度铅中毒。

（3）中度中毒：在轻度中毒的基础上，具有下列一项表现者：①腹绞痛；②贫血；③轻度中毒性周围神经病。

（4）重度中毒：具有下列一项表现者：①铅麻痹；②中毒性脑病。

2. 处理原则

（1）观察对象：可继续原工作，3～6个月复查一次或进行驱铅试验，明确是否为轻度铅中毒。

（2）轻度、中度中毒：中毒患者应根据具体情况，使用金属络合剂驱铅治疗：①首选依地酸二钠钙（$CaNa_2$－EDTA），每日1.0g静脉注射或加入25%葡萄糖液静脉滴注，3～4天为一疗程，间隔3～4天重复用药；②二巯基丁二酸钠，1.0g用生理盐水或5%葡萄糖液配制成5%～10%浓度静脉注射；③二巯基丁二酸（DMSA）胶囊，可口服驱铅，副作用小。

铅绞痛发作时，可静脉注射葡萄糖酸钙或皮下注射阿托品，以缓解疼痛。适当休息，合理营养，补充维生素等。治愈后可恢复原工作，不必调离铅作业。

（3）重度中毒：必须调离铅作业，并根据病情给予治疗和休息。

（六）预防

降低生产环境空气中的铅浓度，使之达到卫生标准是预防的关键；同时应加强个人防护。

1. 降低铅浓度

（1）改革工艺：采用机械化、自动化、密闭化作业。如铅熔炼用机械浇铸代替手工操作，蓄电池制造采用铸造机、涂膏机、切边机等，以减少铅尘飞扬。

（2）加强通风：熔铅锅、铸字机、修版机等均可设置吸尘排气罩，抽出的烟尘净化后再排出。

（3）控制铅烟温度，减少铅蒸汽逸出。

（4）以无毒或低毒物质代替铅：如用锌钡白、钛钡白代替铅白制造油漆；用激光或电脑排版代替铅字排版等。车间空气中铅的最高容许浓度为：铅烟0.03mg/m^3；铅尘0.05mg/m^3。

2. 加强个人防护和卫生操作制度 铅作业工人应穿工作服，戴滤过式防尘、防烟口罩。严禁在车间内吸烟、进食；饭前洗手，下班后淋浴。坚持车间内湿式清扫制度，定期监测车间空气中的铅浓度，定期检修设备。定期对工人进行体检，有铅吸收的工人应早期进行驱铅治疗。妊娠和哺乳期女工应暂时调离铅作业。

3. 职业禁忌证 贫血、神经系统器质性疾患、肝肾疾患、心血管器质性疾患。

二、苯中毒

（一）理化特性

苯在常温下是无色透明的、具有特殊芳香气味的易燃液体。沸点 80.1℃，极易挥发，蒸气比重为 2.77，易沉积在车间空气的下方。燃点为 562.22℃，爆炸极限为 1.4% ~8%。苯微溶于水，易溶于酒精、乙醚、氯仿和汽油等有机溶剂。

（二）接触机会

苯在工农业生产中用途很广，接触机会较多。

1. 苯的制造 如煤焦油提炼或石油催化重整生产苯；

2. 作为生产有机化合物的原料 如制造酚、氯苯、农药、塑料、合成纤维、合成洗涤剂和炸药等；

3. 作为溶剂、稀释剂和萃取剂 如用于油墨、油漆、粘胶剂、树脂、人造革以及生药的浸渍、提取、重结晶；

4. 用作燃料 如工业汽油中苯的含量可高达 10% 以上。

（三）毒理

1. 吸收、分布和代谢 苯在生产环境中以蒸气形式由呼吸道进入人体，皮肤仅能吸收少量，消化道吸收很完全，但实际意义不大。进入体内的苯主要分布在含类脂质较多的组织和器官中。一次吸入高浓度的苯，主要分布在大脑、血液和肾上腺中。中等量或少量长期吸入时，骨髓、脂肪和脑组织中含量较多。吸收的苯约 50% 以原形由呼吸道排出，约 10% 以原形贮存于体内各组织，40% 左右在体内氧化，形成酚、对苯二酚、邻苯二酚等，这些代谢产物与硫酸根和葡萄糖醛酸结合随尿排出，故测定尿酚的量可反映近期体内苯吸收的情况。蓄积在体内的苯，主要分布在骨髓、脑及神经系统等富有类脂质的组织中，尤以骨髓含量最多，约为血液中的 20 倍。

2. 毒性作用机制 苯的急性毒作用主要表现为对中枢神经系统的麻醉作用。苯的慢性毒作用机制尚不十分清楚。目前认为主要是苯的代谢产物被转运到骨髓或其他器官而表现为骨髓毒性，或引起白血病。其作用机制有以下几种观点。

（1）干扰细胞因子对骨髓造血干细胞生长与分化的调节作用：苯代谢产物以骨髓为靶部位，可直接抑制多能干细胞和造血细胞的核分裂，降低造血正调控因子白介素 -1 和白介素 -2 的水平；

（2）苯的代谢产物氢醌与纺锤体纤维蛋白结合：可抑制细胞增殖并因此诱导骨髓细胞突变损伤，最终导致白血病。

（3）苯的代谢产物与还原型谷胱甘肽（GSH）、蛋白质、RNA、DNA 共价结合：致使酶活性下降，从而干扰造血微环境的功能，使多种细胞系受损；或引发氧化应激反应，导致 DNA 链断裂，从而诱发细胞突变或凋亡。

（四）临床表现

1. 急性中毒　短时间内吸入大量苯蒸气所致，主要表现为中枢神经系统麻醉症状。轻者出现兴奋、面部潮红、眩晕等酒醉状，进一步发展出现恶心、呕吐、步态不稳，重者意识丧失、对光反射消失、脉细数、呼吸浅表、血压下降。严重者可死于呼吸和循环衰竭。尿酚和血苯测定值升高。轻度中毒者经治疗可恢复正常，无任何后遗症。

2. 慢性中毒　以造血系统损害为主。早期可有不同程度的中毒性类神经征，表现为头痛、头晕、记忆力减退、失眠、感觉异常、食欲不振等。造血系统的损害是慢性苯中毒的主要特征，最早、最常见的表现为持续性白细胞数（主要是中性粒细胞）减少，而淋巴细胞相对增多；中性粒细胞中，常观察到中毒性颗粒、空泡、破碎细胞等。随后可发生血小板减少，皮肤、黏膜出血及紫癜，出血时间延长；女性出现月经增多。出血倾向不一定与血小板减少相平行。苯中毒早期红细胞由于补偿作用及寿命较长，故其数量未见明显减少。中毒晚期可出现全血细胞减少，甚至发生再生障碍性贫血。苯可引起各种类型的白血病，但以急性髓性白血病较多见。国际癌症研究中心（IARC）已确认苯为人类致癌物。

皮肤接触苯以后，可因脱脂而变得干燥、脱屑，以至皲裂，敏感者可发生过敏性湿疹。

（五）诊断及处理原则

苯的急性中毒诊断根据短期内吸入大量高浓度苯蒸气，出现头晕、头痛，临床表现有意识障碍，并排除其他疾病引起的中枢神经功能改变，方可诊断。

1. 观察对象　苯作业人员的血液检验发现有以下改变之一，在3个月内每1～2周复查1次仍无好转，且找不到其他原因者：

（1）白细胞计数波动于（4～4.5）$\times 10^9$/L；

（2）血小板计数波动于（60～80）$\times 10^9$/L；

（3）红细胞计数男性低于4×10^{12}/L，女性低于3.5×10^{12}/L；血红蛋白定量男性低于120g/L，女性低于110g/L；

（4）周围血细胞计数增高，出现幼稚或形态不正常的血细胞。

根据职业禁忌证，应调离苯作业岗位。

2. 轻度中毒　在3个月内每1～2周复查一次，如白细胞计数持续或基本低于4×10^9/L或中性粒细胞低于2×10^9/L，常有头晕、头痛、乏力、失眠、记忆力减退等症状，一般可从事轻工作或半日工作。

3. 中度中毒　多有慢性轻度中毒症状，并有易感染和（或）出血倾向，符合下列之一者：

（1）白细胞计数低于4×10^9/L或中性粒细胞低于2×10^9/L，伴有血小板计数低于60×10^9/L；

（2）白细胞计数低于3×10^9/L，或中性粒细胞低于1.5×10^9/L。

根据病情，适当安排休息。

4. 重度中毒　出现下列之一者为重度中毒。

（1）全血细胞减少症；

（2）再生障碍性贫血；

（3）骨髓增生异常综合征；

（4）白血病者。

重度中毒患者应全休。

急性苯中毒患者应迅速移至空气新鲜处，立即脱去被污染的衣服，彻底清洗皮肤，注意安静和保暖。可静脉注射葡萄糖醛酸和维生素C解毒，禁用肾上腺素。其他治疗同内科。慢性苯中毒患者的治疗重点是恢复造血功能，可采用中西药物，如给予维生素类、核苷酸类、皮质激素、丙酸睾酮和升血细胞药物等，并给予对症治疗。白血病和再生障碍性贫血的治疗同内科。

工人一经确诊苯中毒，即应立即调离接触苯及其他有毒物质的作业。

（六）预防

由于苯是肯定的人类致癌物，发达国家在苯的应用方面予以严格管理，力争做到原始级预防。制造苯和苯用作化学合成原料，均控制在大型企业，避免苯外流到中小企业，以限制作为溶剂和稀释剂的使用，如日本限制苯作为溶剂的用量为2%。近年，我国对苯的危害已高度重视，已逐步采取措施进行原始级预防，此外还应从以下几方面予以重视：

1. 改革工艺和通风排毒 生产过程密闭化、自动化和程序化；安装有充分效果的局部抽风排毒设备，定期维修，使空气中苯的浓度保持低于国家卫生标准。

2. 以无毒或低毒的物质代替苯 如在油漆和制鞋工业中，用汽油、甲苯、二甲苯等作为稀释剂或粘胶剂；用乙醇等作为有机溶剂或萃取剂。

3. 卫生保健措施 对苯作业现场进行定期劳动卫生学调查，监测空气中苯的浓度。作业工人应加强个人防护，如戴防苯口罩或使用送风式面罩；进行周密的就业前和定期体检；女工怀孕和哺乳期必须调离苯作业，以免对胎儿产生不良影响。

4. 职业禁忌证 血象指标低于或接近正常值下限者，各种血液病，严重的全身性皮肤病，月经过多或功能性子宫出血。

三、有机磷农药中毒

有机磷农药多为广谱、高效、低残留的杀虫剂，在农药的职业危害中占重要地位。其中以内吸磷、马拉硫磷、乐果、敌敌畏、敌百虫为常见。

（一）理化特性

有机磷农药多为磷酸酯类或硫代磷酸酯类化合物，除敌百虫外，多为油状液体，工业品呈淡黄色或棕色，有类似大蒜臭味，微溶于水，易溶于有机溶剂或动植物油，对光、热、氧均较稳定，遇碱易分解。敌百虫为白色粉末状结晶，易溶于水，在碱性溶液中可生成毒性较大的敌敌畏。

（二）毒理

有机磷农药可经呼吸道、消化道及完整的皮肤、黏膜吸收。皮肤吸收是主要途径。

进入机体的有机磷农药可迅速分布全身，其中以肝脏含量最高，肾、肺、脾次之。有机磷农药可通过血脑屏障，部分品种还能通过胎盘屏障。进入机体的有机磷农药一般都能被迅速代谢转化，无明显物质蓄积，其代谢产物主要随尿排出。

有机磷农药在体内代谢转化有氧化和水解两种方式，通常其氧化代谢产物毒性增强

（活化作用），而水解代谢产物毒性减低（解毒作用）。如进入体内的马拉硫磷可被氧化成毒性更大的马拉氧磷，但也可被羧酸酯酶水解而失去毒性。有机磷农药的毒作用机制主要是抑制体内胆碱酯酶（ChE）活性，使其失去水解乙酰胆碱（Ach）的能力。正常生理情况下，作为胆碱能神经递质的乙酰胆碱完成传递信息使命后，在胆碱酯酶作用下，迅速水解失活。由于有机磷农药进入体内后，可迅速与胆碱酯酶结合，形成磷酰化胆碱酯酶，使胆碱酯酶失去分解乙酰胆碱的能力，造成乙酰胆碱在生理部位积聚，引发相应的神经系统功能紊乱。

乙酰胆碱对胆碱能神经的生理效应按其作用部位不同可分为两类：①毒蕈碱样作用：乙酰胆碱与副交感神经节后纤维支配的效应器细胞膜上 M 型受体结合，引起效应器兴奋，此作用与毒蕈碱作用相似；②烟碱样作用：乙酰胆碱与交感及副交感神经节的突触后膜和神经肌肉接头的终板后膜上 N 型受体结合，对节后神经元和骨骼肌终板产生先兴奋后抑制效应，此效应与烟碱作用相似。

有机磷农药还可致中枢神经系统的乙酰胆碱积聚，积聚的乙酰胆碱与 M、N 型受体结合，使中枢神经系统兴奋与抑制平衡破坏，造成神经功能紊乱，甚至使中枢神经系统抑制。

有机磷农药的毒作用性质和毒作用大小还与产品的质量、纯度、剂型、助剂，以及进入机体途径等有关。

（三）临床表现

有机磷农药主要引起急性中毒，临床表现可分为三类：①毒蕈碱样症状：出现较早，表现为食欲减退、恶心、呕吐、腹痛、流涎、多汗、视物模糊、瞳孔缩小、呼吸困难，支气管痉挛，严重者出现肺水肿、大小便失禁；②烟碱样症状：全身紧束感，胸部压迫感，眼、舌、颈部肌肉震颤，语言不清，血压升高，严重者可出现呼吸肌麻痹；③中枢神经系统症状：头昏、乏力、烦躁不安、共济失调、语言障碍，重度中毒可出现昏迷、抽搐及脑水肿，甚至因呼吸中枢麻痹或呼吸肌麻痹而危及生命。

急性中毒一般无后遗症。少数患者在急性中毒恢复后出现感觉障碍、下肢无力直至瘫痪等周围神经症状，称迟发性神经病。也有少数患者在急性中毒症状消失后，出现中间期肌无力综合征表现。慢性中毒多见于长期低水平接触有机磷农药的生产工人，突出的表现为神经衰弱综合征，有的可引起支气管哮喘、过敏性皮炎、接触性皮炎等。

（四）诊断

依据确切的短时间、大剂量职业接触史，典型的临床表现（如大蒜臭味、瞳孔缩小、大汗、分泌物增多、肌肉震颤、意识障碍），全血胆碱酯酶活性降低，参考作业环境和皮肤污染检测，综合分析，排除其他疾患，方可诊断为急性中毒。

《职业性急性有机磷杀虫剂中毒诊断标准》（GBZ8－2002）中诊断和分级原则为：①轻度中毒：表现为一般神经系统症状和轻度毒蕈碱样症状，全血 ChE 为 50%～70%；②中度中毒：除上述症状加重外，出现肌束震颤等烟碱样症状，全血 ChE 为 30%～50%；③重度中毒：除上述症状外，并出现肺水肿、昏迷、呼吸衰竭、脑水肿之一，全血 ChE <30%。

（五）治疗

急性有机磷农药中毒病死率高，治疗重点在于排毒和解毒，控制并发症及后期“反跳”。

1. 清除毒物 立即将患者脱离中毒现场，脱去污染衣服，用肥皂水或5%碳酸氢钠溶液（敌百虫除外）、清水、温水（忌用热水）清洗皮肤、头发、指甲；眼部污染应迅速用清水或2%碳酸氢钠溶液冲洗，口服中毒者，用温水或2%碳酸氢钠（敌百虫忌用）彻底反复洗胃。

2. 解毒治疗 在清除毒物的同时，给予解毒药。拮抗剂阿托品能消除毒蕈碱样症状和中枢神经系统症状，但无抗烟碱样作用和ChE复能作用。故中重度中毒时，一般应与复能剂解磷定、氯解磷定合用，以氯磷定为首选。阿托品用药必须是早期、重复、足量，直到“阿托品化”为止，再改用维持量，避免减药过快造成病情“反跳”。

3. 对症治疗 处理原则同内科。注意保持呼吸道畅通；出现呼吸衰弱时，立即施用机械通气；积极防治并发症。

（六）预防

在农药的生产和使用过程中，应认真贯彻执行《中华人民共和国农药管理条例》《农药安全使用规定》和《农药合理使用准则》等法规。预防农药中毒的关键是加强管理和普及安全用药知识，健全医疗预防服务体系。

1. 严格执行农药安全管理的有关规定 生产农药必须进行产品登记和生产许可，农药经营必须实行专营制度，农药容器的标签必须符合国家规定，以减少农药中毒的机会。

2. 加强宣传、普及安全用药知识 积极向有关人员宣传落实预防农药中毒管理办法，严格执行农药登记的使用范围限制，开展安全使用农药知识教育，提高个人防毒能力和卫生防护能力。

3. 改革工艺、减少接触 改革农药生产工艺和施药器械，防止跑、冒、滴、漏；加强通风排毒措施，用机械化包装代替手工包装。

4. 严格遵守农药安全操作规程 加强农药安全操作培训，提高接触农药人员自我防护意识，配药、拌种等应有专用容器和工具，容器和工具使用后应在指定地点清洗，防止污染环境，正确掌握配药浓度和施用时间；科学喷洒农药，注意施药工具的保管、维修，避免其堵塞、渗漏等造成皮肤污染；施药人员应穿长袖衣、长裤，使用围裙、裤套和鞋套；皮肤涂抹肥皂、使用碱液纱布口罩，工作时禁止吸烟、进食，及时用肥皂水清洗被污染的皮肤。

5. 医疗保健、预防措施 加强接触农药人群的健康监护和健康教育工作，做好就业前和定期健康检查。

（1）接触农药人员上岗前应接受安全培训和健康检查，及时发现职业禁忌证：患有神经系统器质性疾病、明显的肝肾疾病、明显的呼吸系统疾病、全身性皮肤病、全血胆碱酯酶活性明显低于正常者，不宜参加接触有机磷农药工作。患有周围及中枢神经系统器质性疾病、暴露部位有慢性皮肤病或有严重过敏性皮肤病者，不宜从事接触拟除虫菊酯工作；孕期和哺乳期妇女，不应接触农药。

（2）开展定期健康检查：接触有机磷等农药作业人员应每年体检1次，在生产和施药高峰季节，还应增加测定全血胆碱酯酶活性的次数。

（3）医务人员应深入生产和施药现场开展卫生宣传教育：对接触高毒性农药的施药人员进行家访，以便及时发现和治疗中毒者。对敌敌畏、敌百虫、马拉硫磷等农药急性中毒者，在中毒症状消失后，可进行神经－肌电图检查，以早期发现迟发性多发性周围神经病。

四、生产性粉尘与矽肺

（一）概述

生产性粉尘是指在生产过程中形成的，并能够长时间飘浮在空气中的固体微粒，长期吸入主要引起肺部病变，是常见的职业性有害因素之一。

1. 来源 生产性粉尘来源甚广，几乎所有矿山和厂矿在生产过程中均可产生粉尘。如采矿和隧道的打钻、爆破、搬运等，矿石的破碎、磨粉、包装等，机械工业的铸造、翻砂、清砂等，以及玻璃、耐火材料等工业，均可接触大量粉尘、煤尘；而从事皮草、棉毛、烟茶等加工行业和塑料制品行业的人，可接触相应的有机性粉尘。主要来源有以下四个方面。

（1）固体物质的破碎或机械加工：如矿石的钻孔、爆破和粉碎，金属的切割和研磨，以及粮谷的脱粒和磨粉等均可产生粉尘。

（2）可燃性物质的不完全燃烧：如煤炭燃烧时可产生烟尘。

（3）某些物质加热时产生的蒸汽在空气中冷凝或氧化：如熔炼黄铜（含锌）时可产生氧化锌的烟尘。

（4）粉末状物质的混合、过筛、包装、运输等：如调制型砂、包装水泥等均可产生粉尘。

2. 分类 生产性粉尘根据其性质，可分为以下三类。

（1）无机性粉尘：根据来源不同，可分为三种：①金属性粉尘，如铝、铁、锡、铅、锰等金属及化合物粉尘。②非金属的矿物粉尘，如石英、石棉、滑石、煤等。③人工无机粉尘，如水泥、玻璃纤维、金刚砂等。

（2）有机性粉尘：①植物性粉尘，如木尘、烟草、棉、麻、谷物、茶、甘蔗等粉尘。②动物性粉尘，如畜毛、羽毛、角粉、骨质等粉尘。

（3）混合性粉尘：上述两类粉尘混合存在时，称为混合性粉尘，是生产作业中最常见的粉尘存在形式。如棉、麻、烟草初加工时，常产生棉、麻、烟草与砂土的混合性粉尘。

3. 接触机会 在各种不同生产场所，可以接触到不同性质的粉尘。如在采矿、开山采石、建筑施工、铸造、耐火材料及陶瓷等行业中，主要接触的粉尘是石英的混合粉尘；石棉开采、加工制造石棉制品时接触的是石棉或含石棉的混合粉尘；焊接、金属加工、冶炼时接触金属及其化合物粉尘；农业、粮食加工、制糖工业、动物管理及纺织工业等，接触植物或动物性有机粉尘为主。

4. 生产性粉尘对人体的危害 所有不溶或难溶的粉尘对身体都是有害的，生产性粉尘根据其理化特性和作用特点不同，可引起不同疾病。

（1）呼吸系统疾病

①尘肺：在生产环境中长期吸入粉尘导致的以肺组织纤维化为主的一类疾病。在卫生部门新发布的《职业病目录》（卫法监发［2002］108 号）中，列举了 13 类尘肺病，包括矽肺、煤工尘肺、石墨尘肺、碳黑尘肺、石棉肺、滑石尘肺、水泥尘肺、云母尘肺、陶工尘肺、电焊工尘肺、铸工尘肺，以及根据《尘肺病诊断标准》和《尘肺病理诊断标准》

可以诊断的其他尘肺。

②粉尘沉着症：有些生产性粉尘（如锡、钡、铁等）被吸入后，沉积于肺组织中，呈现一般异物反应，可继发轻微的纤维性改变，对健康无明显危害，脱离粉尘作业后，病变无进展，X 线胸片阴影可逐渐消退。

③有机粉尘引起的肺部病变：吸入棉、亚麻、大麻等粉尘可引起棉尘症；吸入被真菌、细菌或血清蛋白污染的有机粉尘可引起职业性超敏反应性肺泡炎；吸入聚氯乙烯、人造纤维粉尘可引起非特异性慢性阻塞性肺病等。

④呼吸系统肿瘤：石棉、放射性矿物、镍、铬、砷等粉尘均可致肺部肿瘤。

⑤粉尘性支气管炎、肺炎、过敏性鼻炎、支气管哮喘等。

（2）局部作用：粉尘作用于呼吸道黏膜，早期引起其功能亢进、黏膜下毛细血管扩张、充血，黏液腺分泌增加，阻留更多粉尘，久之酿成肥大性病变，然后由于黏膜上皮细胞营养不足，终造成萎缩性病变，呼吸道抵御能力下降；体表长期接触粉尘还可导致堵塞性皮脂炎、粉刺、毛囊炎、脓皮病；金属磨料可引起角膜损伤、浑浊；沥青粉尘可引起光感性皮炎。

（3）中毒作用：吸入铅、砷、锰等粉尘可在呼吸道黏膜中很快溶解吸收，导致中毒。

（二）*矽肺*

矽肺是由于生产过程中，长期吸入游离二氧化硅（矽）（SiO_2）含量较高的粉尘所致的，以肺组织纤维化为主的疾病。矽肺病人约占尘肺的一半。矽肺是尘肺中最常见、进展最快、危害最严重的一种类型。

游离二氧化硅在自然界中分布很广，是地壳的主要成分，约95%的矿石中含有游离二氧化硅，如石英中游离二氧化硅量可达99%，故通常以石英代表游离二氧化硅。接触含有10%以上游离二氧化硅的粉尘作业，称为矽尘作业。常见的矽尘作业，如矿山采掘时使用风钻凿岩或爆破、选矿等作业，开山筑路、修建水利工程及开凿隧道等，在工厂，如玻璃厂、石英粉厂、耐火材料厂等生产过程中矿石原料破碎、碾磨、筛选、配料等作业，机械制造业中铸造车间的型砂粉碎、调配、铸件开箱、清砂及喷砂等作业均可产生大量的含矽粉尘。有的沙漠地带，砂中含矽量也很高。

矽肺是严重的职业病，一旦发生，即使脱离接触仍可缓慢进展，迄今无满意的治疗方法，对患者的经济负担和精神压力极大。随着乡镇企业的迅速发展，矽尘作业分布面更广，接触人数也更多，而不少企业设备简陋、劳动条件差，使新的矽肺病例不断发生。

1. 影响矽肺发生的因素

（1）空气中粉尘浓度中游离 SiO_2 含量：在环境粉尘中游离 SiO_2 含量越高，粉尘浓度越大，则造成的危害越大。粉尘浓度以 mg/m^3 表示，当粉尘中游离 SiO_2 含量较大，且浓度很高（数十甚至数百 mg/m^3），长期吸入后，肺组织中会形成矽结节。典型的矽结节由多层排列的胶原纤维构成，横断面似洋葱头状；早期矽结节中，胶原排列疏松，继而结节趋向成熟，胶原纤维可发生透明性变；随着时间的推移，矽结节增多、增大，进而融合形成团块状。在煤炭开采中，煤矿岩层往往也含相当高的游离二氧化硅量，有时可高达40%，这些工人所接触的粉尘常为煤矽混合尘，如果长期大量吸入这类粉尘后，也可引起以肺纤维化为主的疾病。

（2）接触时间：矽肺的发展是一个慢性过程，一般在持续吸入矽尘5～10年发病，有的长达5～20年以上。但持续吸入高浓度、高游离二氧化硅含量的粉尘，经1～2年即可发病，称为“速发型矽肺”。有些矽尘作业工人，在离开粉尘作业时没有发现矽肺的征象，但日后出现矽结节，并诊断为矽肺，为“晚发型矽肺”，这常见于部队复员的工程兵，服役时曾从事坑道作业；有的矽尘作业工人调到非粉尘作业，这些工人，脱离接触粉尘后仍需定期检查肺部情况。

（3）粉尘分散度：分散度是表示粉尘颗粒大小的一个量度，以粉尘中各种颗粒直径大小的组成百分比来表示。小颗粒粉尘所占的比例愈大，则分散度愈大。分散度大小与尘粒在空气中的浮动和其在呼吸道中的阻留部位有密切关系。直径大于10μm的粉尘粒子在空气中很快沉降，即使吸入也被鼻腔鼻毛阻留，随鼻涕排出；10μm以下的粉尘，绝大部分被上呼吸道所阻留；5μm以下的粉尘，可进入肺泡；0.5μm以下的粉尘，因其重力小，不易沉降，随呼气排出，故阻留率下降；而<0.1μm以下的粉尘因布朗运动，阻留率反而增高。

（4）机体状态：人体呼吸道有一系列的防御装置，吸入的粉尘，首先通过鼻腔时，因鼻毛的滤尘作用和鼻中隔的弯曲而阻留，一般为吸入粉尘量的30%～50%；进入气管、支气管的粉尘，极大部分可由支气管树的分叉、黏膜上皮纤毛运动而阻留并随痰排出；部分尘粒被巨噬细胞或肺泡间质巨噬细胞吞噬成为尘细胞，尘细胞或未被吞噬的游离尘粒可沿着淋巴管进入肺门淋巴结。游离 SiO_2 粉尘对尘细胞有杀伤力，是造成矽肺病变的基础。一般来说，进入呼吸道的粉尘98%在24小时内通过各种途径排出体外，粉尘浓度愈大，超过机体清除能力时，滞留在肺内的量愈大，病理改变也愈严重。凡有慢性呼吸道炎症者，呼吸道的清除功能较差，呼吸系统感染尤其是肺结核，能促使矽肺病程迅速进展和加剧。

此外，个体因素如年龄、健康素质、个人卫生习惯、营养状况等也是影响矽肺发病的重要条件。

2. 矽肺的发病机理　石英的溶解度很低，吸入后，能在肺内长期存留，当它沉积在肺泡中时能很快被巨噬细胞吞噬，石英表面的羟基基团与次级溶酶体膜上脂蛋白的受氢体（氧、氮、硫等原子）形成氢键，改变膜的通透性，使溶酶体内的酶释放到胞浆中，引起细胞自溶死亡，尘粒又释放出来，再被其他巨噬细胞吞噬，吞噬和死亡的过程反复发生。含尘细胞死亡是矽肺发病的首要条件。巨噬细胞崩解后能释放出一种致纤维化因子（H因子），它刺激成纤维细胞，进而胶原纤维增生，含尘细胞崩解后，还可释放出一种抗原物质，引起免疫反应。抗原抗体的复合物沉积于胶原纤维上发生透明性变。肺内矽尘能作用于肺泡Ⅱ型上皮细胞，增加其表面活性物质的分泌，肺泡Ⅱ型上皮细胞也能转化为巨噬细胞，或释放出脂类物质刺激骨髓干细胞，使巨噬细胞大量增殖并聚集。

近年研究证明，实验性矽肺的脂质过氧化物含量增加，它和肺胶原增生的程度呈正相关。有学者试图用自由基反应解释矽肺的发生机理，认为 SiO_2 能使肺泡巨噬细胞生物膜的类脂质发生过氧化反应并产生自由基，由此改变膜的通透性，继而引起细胞死亡；脂质过氧化改变也影响成纤维细胞，使其功能活化，释放过量胶原蛋白、弹性蛋白和蛋白多糖，为矽结节的形成奠定了物质基础，最后形成弥漫性肺胶原纤维化。

肺组织纤维化本质上是肺泡组织不可逆损伤的一种非特异性修复过程。对矽肺的发病机理，至今尚无满意的解释，现概括如下。

（1）尘细胞的损伤和死亡：巨噬细胞吞噬石英尘粒后崩解死亡，其所释放的尘粒再被其他巨噬细胞吞噬，如此形成巨噬细胞吞噬和死亡反复发生的过程是矽肺发病的主要因素。

（2）胶原纤维增生和矽结节形成：石英可损伤肺泡Ⅱ型上皮细胞，激活肺泡间隔内成纤维细胞增生向外移动，与石英直接接触，并在一些生物活性物质的刺激下，产生大量胶原纤维。巨噬细胞受到石英损伤后，可释放出生物活性物质，刺激成纤维细胞增生或网织纤维及胶原纤维的合成。受损的巨噬细胞出现功能改变，诱发B淋巴细胞、浆细胞及肥大细胞的增生和激活，产生大量IgA、IgG、IgM等。免疫系统被启动后，形成抗原抗体复合物沉积于胶原纤维上，使之产生透明性变。

3. 矽肺的临床特点和诊断

（1）症状和体征：患者早期无明显症状，随着病情的进展，或有并发症时，会出现气短、胸闷、胸痛、咳嗽、咳痰等症状和体征。胸闷、气急程度与病变范围及性质有关，这是由于肺组织的广泛纤维化，使肺泡大量破坏，支气管变形、狭窄、痉挛，以及胸膜增厚和粘连，使通气及换气功能损害。当活动或病情加重时，呼吸困难可加重。早期患者多数无明显的阳性体征，少数病人两肺可听到呼吸音粗糙、减弱或干啰音；支气管痉挛时可听及哮鸣音，合并感染可有湿啰音，若有肺气肿，则呼吸音降低。

（2）X线表现：①在胸部X线胸片上表现：肺纹理增多、增粗、出现圆形或不规则小阴影；晚期X线片上显示融合块状大阴影。根据这些改变的分布范围及密集程度，综合分析可确定矽肺期别。②肺门改变：由于尘细胞在肺门淋巴结积聚，纤维组织增生，可使肺门阴影扩大，密度增高。晚期由于肺部纤维组织收缩和团块的牵拉，使肺门上举外移，肺门阴影可呈“残根样”改变。如果在淋巴结包膜下有钙质沉着可呈现蛋壳样钙化。③胸膜改变：由于淋巴管阻塞致淋巴阻滞和逆流而累及胸膜，引起胸膜广泛纤维化、增厚。晚期由于肺部纤维组织收缩牵拉和粘连，横膈可呈现“天幕状”影像，肺底胸膜粘连，使肋膈角变钝。

（3）呼吸功能改变：早期矽肺，由于病变轻微，对呼吸功能影响不大，肺功能常无明显改变，随着病变进展，肺组织纤维增多，肺泡弹性改变，肺功能显示肺活量和肺总量减低，病变进一步发展至弥漫性结节纤维化和并发肺气肿时，肺活量进一步减低，当肺泡大量损害和肺泡毛细血管壁因纤维化而增厚时，可引起肺弥散功能障碍，肺功能以限制性障碍为特点。

（4）并发症：矽肺病人的主要并发症和继发症有肺结核、肺及支气管感染、自发性气胸及肺心病等，其中最常见的并发症是肺结核。矽肺合并结核后，可促使矽肺加速恶化，肺结核也迅速进展，且抗痨药物不易奏效，是矽肺患者主要死亡原因之一。严重的融合团块性矽肺可引起右心衰竭，最终因充血性心力衰竭而死亡。

（5）矽肺诊断：根据职业史、病史、临床表现和胸部X线检查，结合现场环境（尤其是工作环境中粉尘浓度和粉尘中游离SiO_2的含量）和操作方式（干式或湿式作业）等可作出诊断。我国现行的尘肺X线诊断标准（GBZ 70－2009）自2009年11月1日起实施（代替GBZ 70－2002），适用于国家现行法定《职业病名单》中所规定的包括矽肺在内的各种尘肺。

①观察对象：粉尘作业人员健康检查发现X线胸片有不能确定的尘肺样影像学改变，其性质和程度需要在一定期限内进行动态观察。

②分级及诊断标准：X 射线胸片表现分为三期：

一期尘肺，是指有总体密集度 1 级的小阴影，分布范围至少达到 2 个肺区。

二期尘肺，是指有总体密集度 2 级的小阴影，分布范围超过 4 个肺区；或有总体密集度 3 级的小阴影，分布范围达到 4 个肺区。

三期尘肺，是指有下列情形之一者：有大阴影出现，其长径不小于 20mm，短径不小于 10mm；有总体密集度 3 级的小阴影，分布范围超过 4 个肺区并有小阴影聚集；有总体密集度 3 级的小阴影，分布范围超过 4 个肺区并有大阴影。

尘肺病诊断结论的表述是：具体尘肺病名称 + 期别，如矽肺一期、煤工尘肺二期等。未能诊断为尘肺病者，应表述为“无尘肺”。

尘肺的临床诊断除 X 线诊断和分期外，还要结合患者的病史、症状、体征、临床化验及必要的特殊检查，进行鉴别诊断，早期发现并发症，评定代偿功能等级。

4. 矽肺的防治

（1）预防：至今尚未有消除矽肺病变的办法，故关键在于预防。根据我国多年防尘的经验，有效的预防矽肺，必须采取综合措施，包括组织措施、技术措施及卫生保健措施，并总结出八字综合防尘措施，内容如下。

①革：工艺改革和技术革新，这是消除粉尘危害的根本途径；

②水：即湿式作业，可防止粉尘飞扬，降低环境粉尘浓度；

③风：加强通风及抽风措施，常在密闭、半密闭发尘源的基础上，采用局部抽出式机械通风，将工作面的含尘空气抽出，并可同时采用局部送入式机械通风，将新鲜空气送入工作面；

④密：将发尘源密闭，对产生粉尘的设备，尽可能中罩密闭，并与排风结合，经除尘处理后再排入大气；

⑤护：即个人防护；

⑥管：维修管理；

⑦查：定期检查环境空气中粉尘浓度，接触者定期进行体格检查；

⑧教：加强宣传教育。

采取综合的防尘措施，严格控制空气中矽尘的浓度，是预防矽肺的治本办法。

矽肺病人一旦确诊，立即脱离接触矽尘，并作劳动能力鉴定，即根据患者全身状况，X 线诊断分期及结合肺代偿功能确定，安排适当工作或休息。此外，应教育患者善于自我保健，戒烟、戒酒，增加营养，并进行适当的体育锻炼、改善体质、延长寿命。

（2）治疗：矽肺的治疗应采取综合措施，原则是提高病人的抗病能力，积极防治并发症，消除和改善症状，减轻病人痛苦，延长寿命。可通过如下方案进行：

①适当安排病人力所能及的劳动及增强体质锻炼，注意加强营养，预防感染。

②针对症状及并发症处理。

③药物治疗，各地采用的药物有克矽平（聚 2 - 乙烯吡啶氮氧化物，P204）、粉防己碱、磷酸哌喹及柠檬酸铝等，但各地报道的使用疗效看法不一。

第四章 学校卫生概论

第一节 儿童少年生长发育

生长发育是儿童少年重要的生理、心理特征，是反映儿童少年健康状况的重要内容。生长发育的过程是人体的遗传潜力与外界环境交互作用的过程。遗传决定生长发育的可能性，环境决定生长发育的现实性。了解和认识儿童少年生长发育的规律，才能有效地发现或探究影响儿童生长发育的各种因素，采取各种措施，促进遗传潜能的充分发挥。

一、生长发育的一般规律

（一）头尾规律

小儿体格发育有其头尾规律，即头部在胎儿期和婴儿期领先生长，以后躯干增长，下肢增长最晚，如婴儿的头长是身长的1/4，成人头长则占身高的1/8，这种发育规律称之为头尾规律。

（二）生长发育的阶段性和连续性

体格的生长发育在不断进行，是一个连续的过程。但是，在各个年龄阶段，其生长发育的速度不相同，年龄愈小体格增长愈快，具有阶段性。例如，体重在1年内由出生的3kg到1岁时的9kg，共增长6kg，身长由出生时的50cm，到1岁时的75cm，增长25cm，故婴儿期是小儿生长发育第一个高峰期；2岁以后至青春期，体重、身高增长速度减慢，呈稳速增长，青春期又突增直到发育成熟稳定于成人水平，故青春期是儿童生长发育的第二个高峰期。

（三）各器官系统发育的不平衡性

各个器官系统的发育不是以同样的速度和同一模式进行的。神经系统发育最早，婴儿出生时的脑重已达成人脑重的25%，6周岁时达成人脑重的90%，平均重1200g。淋巴系统在出生后头10年中生长非常迅速，12岁约达成人的200%；在第二个10年期间，淋巴系统便逐渐萎缩到成人水平。生殖系统发育最晚，在青春发育期以前，生殖系统一直处于幼稚期，当第二次生长突增开始后，生殖系统则迅速生长发育，并通过分泌性激素，促进人体的全面发育和成熟。全身的肌肉、骨骼、主要脏器和血流量等生长模式与身高、体重基本相似，即出生后第一年增长最快，以后稳步增长，到青春期出现第二次突增，然后增长速度再度减慢，直到成熟。

（四）个体的差异性

由于受机体内、外因素如遗传、环境、营养、教养、性别等的影响，儿童少年的生长发育存在着明显的个体差异。

二、影响生长发育的主要因素

儿童少年的生长发育，除了受到内在遗传因素的作用外，还受到外界环境因素的影响。遗传决定了生长发育的潜力或最大限度，环境条件则影响着遗传生长潜力的发挥，决定生长发育的速度及达到的程度。研究和了解各种影响生长发育的因素，可以及时地采取针对性措施，利用有利因素，排除或减弱不利因素，使生长发育的遗传潜力得到最大的发挥。

（一）遗传因素

遗传是指子代和亲代之间在形态结构及生理功能上的相似。细胞染色体上的基因携带遗传信息，是决定遗传的物质基础，它决定了每个小儿个体发育特点。在正常情况下，父母的种族、身材、外貌、体型和性格等，均会影响小儿的生长发育。在异常情况下，遗传性疾病，如染色体异常、遗传代谢性疾病、内分泌障碍及某些先天畸形，均可通过遗传影响小儿的生长发育。男女性别对生长发育也有一定影响，如女孩平均身高、体重均低于男孩，女孩牙齿及骨化中心发育早于男孩，这也和遗传因素有关。

（二）营养因素

营养是生长发育最主要的物质基础。食物中含有人体所必需的各种营养素，包括蛋白质、脂肪、糖类、无机盐、微量元素、维生素及水等，以满足儿童和少年所需的能量，提供细胞、组织和器官生长发育的材料，维持人体正常的生理功能。

蛋白质是生命的物质基础，长期蛋白质摄入不足，儿童和少年可患营养不良性水肿、生长发育障碍、智力发育迟缓等；当体内缺锌时，会导致身材矮小及发生行为偏离；碘缺乏致甲状腺功能低下，会造成小儿体格生长和神经、心理发育落后。

养成良好的饮食习惯和建立合理的膳食制度，有助于儿童和少年的膳食达到平衡，以满足生长发育的营养需要，防止各种营养性疾病的发生。人对各种食物的好恶，是后天形成的，所以家长引导与培养孩子养成良好的饮食习惯非常重要。良好饮食习惯主要表现为：进餐定时定量、不挑食偏食、不过多吃糖、盐量适当、吃饭细嚼慢咽。所谓膳食制度，就是规定进餐的次数、时间及各餐的热能分配。在合理的膳食制度下，定时、定量进餐可使胃肠负担均衡、大脑皮层动力定型形成，进餐时容易引起良好的食欲，促进食物消化吸收。根据胃的排空时间，学龄前儿童应采取四餐制，每餐相隔 3 ~4 小时；学龄儿童采用三餐制，每餐相隔 4 ~6 小时。各餐的热量分配主要由活动情况和食量决定，一般早餐热量占全天热量的 30%，午餐热量占 40%，晚餐热量占 30%。含蛋白质和脂肪丰富的食物应安排在早餐和午餐，晚餐则配以蔬菜和谷类食物。

（三）疾病因素

各种急、慢性疾病都可影响生长发育，但影响程度各不相同。影响程度主要取决于疾病的性质、病程的长短、病变的部位和时间等。常见的疾病有以下几类：

慢性消化道疾病可干扰胃肠道的消化吸收功能，导致人体营养不良，进而引起体格生长障碍，甚至可影响精神与运动发育；寄生虫病，如蛔虫、钩虫、绦虫、血吸虫等，均可导致营养不良或贫血，进而影响生长发育；地方病，如碘缺乏病，是经济欠发达地区流行最广、危害人数最多的一种地方病，可导致不同程度的智力和体格落后；氟是一种亲骨元素，我国受氟危害的人口多达3亿，氟斑牙、氟骨症对儿童少年的健康有着程度不同的危害；内分泌疾病，如生长激素缺乏所致的垂体性矮小症，甲状腺素缺乏引起的呆小症，都会使体格发育受到严重障碍，呆小症患儿还伴有明显的智力低下症状；其他疾病如肝炎、结核病、风湿病、肾炎、支气管哮喘及营养不良等，都可程度不同地影响儿童少年的生长发育。

对于危害儿童少年健康的各种急、慢性疾病，应该积极采取预防措施，同时做好疾病的早期发现与诊治工作，努力维护儿童少年健康地成长。

（四）家庭、学校、社会因素

家庭是组成社会的最基本单位，多数儿童整个生长发育期的大部分时间是在家庭环境中度过的。家庭的经济状况、社会地位、生活方式、家庭气氛、父母的职业、父母的受教育程度、父母的性格、父母的爱好特点及家庭教育，对儿童的体格发育及智力、性格、品德等心理健康的发展都有重要影响。其中，父母的文化素养最为关键，因为这种素质在很大程度上决定着家庭氛围、生活和教育方式。研究表明，父母受教育程度、自身修养与儿童的心理发展成正相关。孩子在成长过程中，会调动其体内的潜力去适应自己的生活环境。在同样经济条件下，家庭结构对儿童的生长发育有明显的影响。国内外许多调查表明，多子女家庭儿童的身高、体重、胸围、肺活量等都显著低于子女少的或独生子女家庭的儿童。父母离婚或单亲家庭会使儿童得到关怀和爱护的程度减弱，并给儿童带来巨大的心灵创伤，容易产生各种心理卫生问题，进而影响儿童对环境的适应能力与正常的个性塑造。

在儿童和少年身体和心理发展阶段中，重要的时间过程是在学校的环境中度过的。大多数专家认为，没有任何一个机构比学校更有潜力来促进儿童的健康。学校的教育过程、建筑设备条件、生活环境、饮食营养、体育锻炼、健康教育等均与学生的健康与生长发育密切相关。学校良好的物质环境与物质条件能使学生产生愉悦的心境和安全感，同时还能激发他们爱校、护校的热情，自觉形成良好的社会公德意识。良好的学校精神氛围是学校师生共同建立的，在气氛和谐、相互尊重、理解、关心、爱护、心情愉快的环境中，学生的心理健康将会得到最直接有利的促进。

社会环境对儿童和少年健康和生长发育的影响具有不可控制的广泛性。贫穷落后地区，由于对教育、公共卫生和福利事业等方面的投资少，将直接影响生活、学习条件，进而影响儿童身心的正常发育。生长发育还有明显的城乡差异，城区儿童的发育水平高于农村儿童，社会经济生活水平是造成这一差异的主要原因。近几年来，我国农村经济及卫生水平得到较快提高，为缩小城乡儿童发育水平上的差距创造了条件。

（五）其他因素

1. 体育锻炼　体育锻炼可直接影响儿童少年的生长发育。锻炼不仅可促进人体的新陈代谢，增强呼吸和循环系统的功能发育，在适当的营养保证下，还可提高体格发育的水平。体育锻炼有利于调节骨骼及全身的钙磷代谢，加速矿物盐在骨内的沉积，使骨密度增加。长期锻炼者骨骼直径增粗，骨髓腔增大，骨骼肌纤维变粗，肌肉代谢能力增强，从而使儿童少年的身体素质明显提高。

2. 环境污染　环境污染物对儿童生长发育有严重的影响及危害。一定水平的铅暴露可以导致儿童体格生长落后。铅具有亲神经毒性，对儿童尤其是婴幼儿中枢神经系统和周围神经系统有明显的损害作用。铅的神经毒性作用往往表现在出现明显的临床症状之前的亚临床阶段，可对儿童的智能及行为发育产生危害。我国儿童铅中毒的状况是比较严重的，对儿童健康构成威胁的铅污染主要来源有：工业污染、铅作业工人对家庭环境的污染、学习用品和玩具的污染、食品的污染等。由于铅在体内无任何生理功能，理想的血铅水平应该为零。

氟主要蓄积在牙齿和骨骼中，生理范围内的氟含量对骨及牙齿发育、防止龋齿发生有重要作用。过量氟与钙结合成难溶的氟化钙，沉积在骨组织、骨周围及软骨组织中，引起钙磷代谢紊乱，使血钙减少，造成骨质脱钙现象，导致骨质疏松软化，影响骨的正常生长发育。高氟地区主要通过水源或生活燃煤，使饮水、食物和空气受污染而摄入体内，引起青少年的氟斑牙和氟骨症。

3. 作息制度　合理安排生活制度，保证儿童适当的学习时间和足够的户外活动，定时进餐，睡眠充足，是儿童少年正常生长发育的重要保证。在合理的生活制度下，包括大脑在内的身体各部分的活动和休息都能得到适宜的交替，以保证正常的生理功能状况，避免过度疲劳。睡眠对大脑皮层功能的恢复过程更为重要，睡眠中各种能量物质加紧储备，生长激素脉冲性分泌形成高峰。因此，儿童少年应有充足的睡眠，年龄越小，睡眠时间应越长，这样才越有利于生长发育。进餐后需要一定的休息时间，从而保证饭后大量血液集中在胃肠道，以便进行消化吸收。饭后若立即从事大运动量的锻炼，可影响消化道的正常功能。定时进餐主要是安排好进餐间隔时间与进餐时间，保证儿童有足够的营养物质和能量的摄入。同时，每天保证一小时左右的运动，尤其是户外活动，对增强体质、促进发育大有益处。

三、生长发育监测

（一）体格测量指标及其意义

体格发育有很多测量指标，大体归为三类，包括纵向测量指标、横向测量指标和重量测量指标。

1. 纵向测量指标　身高、坐高、上肢长、下肢长、手长、足长等。纵向测量指标主要与骨骼系统的生长有关。在全身各个系统中，骨骼是最稳定的系统之一，受遗传因素控制作用较强，外界生活条件的影响需要有一个长期的过程才能够得到体现。所以纵向测量指标主要用来反映长期营养、疾病和其他不良环境因素的影响过程。

2. 横向测量指标　包括围度测量指标和径长测量指标。常用的围度测量指标有头围、胸围、腹围、上臂围、大腿围和小腿围等。常用的径长测量指标：肩围、骨盆围、胸廓前后径和左右径、头前后径和左右径等。

3. 重量测量指标　目前，在儿童保健工作中可应用的重量测量指标为体重。对体格测量指标的选择还需依据年龄和研究目的。婴幼儿时期为了筛查小头畸形和脑积水等疾病常需测量小儿的头围；观察婴幼儿的头围和胸围的交叉年龄，需测量胸围；监测儿童生长发育情况需测量身高和体重。

（二）体格发育指标的意义及其测量方法

1. 身高 站立时头、颈、躯干和下肢的总高度。外界生活条件的改善或恶化，必须经过长年累月才可能影响身高。

身高常用身高坐高计测量。儿童取立位姿势，两眼平视，胸廓稍挺起，腹部微收，两臂自然下垂，手指并拢，足跟靠拢，足尖分开约60度。足跟、臀部和两肩胛间三个部位同时靠身高坐高计立柱。移动滑测板，使之轻抵颅顶点，测量者平视，记录身高，以cm为单位，精确到小数点后1位，如某4岁3个月的男童身高写为104.5cm。两次测量误差不超过0.5cm，立柱的刻度误差每1cm不超过0.1cm（可用标准直钢尺校正）。

2. 坐高 坐高指儿童处于坐位时的头顶点至坐骨结节的高度。身长或身高减去顶臀长或坐高即为下肢长度。

顶臀长用量床测量，需有1人协助，协助者固定儿童头部于正中位，测量者左手提儿童下肢，膝关节屈曲，大腿垂直，测量者右手将底板紧贴儿童骶骨，读取读数，用cm单位记录，精确到小数点后1位。刻度误差每1cm不超过0.1cm，两次测量误差小于0.5cm。

儿童身高（身长）、坐高（顶臀长）等纵向指标的生长称之为线性生长。

3. 体重 体重反映了身体各部分、各种组织重量的总和，其中骨骼、肌肉、内脏、体脂和水分占主要成分。在构成体重的各成分中，骨骼发育受遗传因素影响大，发育趋于稳定，儿童肌肉、内脏变化居中，而水分和体脂变化最为活跃。因此，体重可呈双向变化。体重的下降，可由远期或近期营养造成。研究还表明，体重下降可预示群体中死亡率有上升的趋势，以及有阻碍生长发育的危险因素存在。新生儿和婴儿体重的测量误差比身高小，此期体重可有效地反映营养状况。

低出生体重是指出生体重低于2500g，低出生体重不仅反映了胎儿在宫内营养不良，也与早产有关。而早产与孕期感染、妊娠并发症、宫颈、胎膜、胎盘、生活方式（如吸烟、吸服可卡因等）和心理压力等因素有关。因而，低出生体重发生率也是妇幼保健服务指标之一。

新生儿测量体重需要运用婴儿磅秤或特制的杠杆称，最大载重量10kg；1个月~7岁儿童磅秤最大载重50kg，误差不超过50g；7岁以上儿童用磅秤，最大载重100kg，误差不超过100g。误差测量可用标准大砝码。结果记录用kg为单位，精确到小数点后2位。体重测量前应校正零点（不在零点应调节校正螺丝），校正灵敏度（用100g砝码）和测量误差。被测量的儿童应脱去外衣、鞋帽，去除内衣重量。也可由大人抱着婴儿称量，然后减去成人和婴儿所穿衣服重量。

4. 头围 头围稳定，变异系数最小。新生儿头围大于胸围，随着月龄增长，胸围超过头围。头围与胸围交叉所在的月龄大小成为评价婴儿营养状况的方法之一。头围与颅内容物和颅骨发育有关。前囟由额骨、顶骨的骨缝构成，出生时斜径约2.5cm，在出生后12~18个月闭合；后囟由顶骨与枕骨缝构成，呈三角形，在出生时或出生后2~3个月闭合。佝偻病、脑积水、地方性甲状腺功能低下等可致囟门闭合延迟；颅内压增高可致前囟饱满；严重脱水或营养不良，可致囟门凹陷。

头围表示头颅的围长，间接反映颅内容量的大小。测量者用软尺从头部右侧眉弓上缘经枕骨粗隆、左侧眉弓上缘回到起点。结果用cm为单位，记录到小数点后1位。测量时，软尺紧贴头皮，左右对称。

5. 胸围　胸围是胸廓的围长，反映胸廓与肺的发育。出生时胸围小于头围1～2cm，1周岁时胸围与头围大致相等，形成交叉，之后胸围超过头围。

胸围测量时，3岁以下婴幼儿取仰卧位，3岁以上取立位，两手自然平放或下垂，需要两人进行测量。测量者立于儿童的前方或后方，用左手拇指将软尺零点固定在儿童胸前左乳头下缘，右手将软尺从右侧绕过胸后壁，经左侧回到零点。协助者双手将软尺固定在两肩胛下角下缘，可保证测量的准确性。记录儿童平静呼吸时中间读数，用cm为单位，记录到小数点后1位。

6. 上臂围　上臂围是指上臂正中位的肌肉、脂肪和骨骼的围度。在儿童期，肌肉和骨骼围度上的差异相对稳定，脂肪多少会影响上臂围变化。因此，可以用上臂围值间接反映脂肪变化来估计营养状况。上臂围测量方法简便，一般母亲都能够掌握，但它不像体重那样较为敏感地反映营养的变化。一般认为，1～5岁儿童上臂围变化不大，我国1～5岁组男童上臂围为（15.5±1.0）cm，可初步以13cm作为界值，低于13cm作为营养不良的判断标准。

上臂围测量用软尺，被测量者双手臂自然平放或下垂，取左臂肩峰点至尺骨鹰嘴连线的中点绕上臂一周，以cm为单位，记录到小数点后1位。

7. 皮脂厚度　皮下脂肪厚度（简称皮脂厚度）是评价儿童营养状况的指标之一。

皮脂厚度测量可用X线照片、超声波、皮脂卡钳等。用皮脂卡钳（皮脂厚度计）测量儿童的皮下脂肪厚度最为简单和安全。皮下脂肪常用的测量部位如下。

（1）腹壁皮脂厚度：取锁骨中线与脐平线交界点，测量者用左手拇指、食指与测量点左右分开3cm，沿躯干长轴平行方向捏起皮下脂肪，右手拿皮脂卡钳，张开钳口，在距手捏点下1cm处夹住皮下脂肪，读取刻度盘指针所指读数，单位用mm，记录到小数点后1位。

（2）背部皮下脂肪：取左侧肩胛下角下稍偏外侧处皮下脂肪，左手拇指与食指捏起时与脊柱呈45度。

（3）上臂皮脂厚度：在左侧上臂肩峰点与尺骨鹰嘴连线中点处，测量皮脂厚度，皮的方向与上臂长轴平行。

第二节　青春期卫生

一、青春期卫生

（一）营养和饮食卫生

青少年在青春期中，由于生长发育迅速、代谢旺盛，必须不断地从食物中吸取足量的各种营养素。

1. 热能　青春期生长发育突增，活动量增大，如果没有足够的热量供给，就容易出现疲劳、消瘦、抵抗力降低等现象，以致直接影响身体的发育。发育期的男女青少年每日热能供给量为9623～11715kJ（2300～2800kcal）。

2. 蛋白质 如果青少年的蛋白质供给不足，体内就会出现负氮平衡，严重时会引起生长发育迟缓、消瘦、贫血等，因此，必须每日供给青少年蛋白质80～90g。蛋白质不仅要数量充足，而且还要注意质量，最好有1/3或1/2来自动物性食物和豆类。

3. 脂肪 脂肪应占正常饮食总热能供给的25%，青少年要适量吃些含脂肪的食物。除动植物油外，还有肉类、蛋类和核桃、花生、瓜子等。坚果类含有的不饱和脂肪酸对正在发育中的神经系统更为重要。

4. 碳水化合物 青春期生长发育及体力活动所需要的热能主要来自碳水化合物，进入青春期后，每日至少摄入谷类食物0.4～0.6 kg，才能满足机体的热能需要。

5. 维生素 维生素对青少年的生长发育具有重要作用。青少年应每日供应维生素A 3300国际单位，维生素D 400国际单位，维生素C 60mg，维生素B_1、维生素B_2的供给量随热能供给量而定，每4182kJ热能供给维生素$B_1$0.6mg，维生素$B_2$0.6mg。

6. 无机盐 即矿物质，摄入不足会影响青少年生长发育，每天应补充钙1～1.2g、铁15～18mg、锌15mg、碘120～160μg。

7. 水 青春发育期新陈代谢旺盛，尤其活动多、范围广，水分的排泄、消耗也多，因此，青少年一般每天需水总量约为1850～2500ml，夏季和运动后更要少量多次的补充水分。

青少年每天摄入的膳食不但要有足够的热能和各种营养素，而且还要保持各种营养素之间的适当比例，每日摄入的蛋白质应占总热能的15%～20%，脂肪占20%～25%，碳水化合物占60%。养成合理的饮食卫生习惯，才能达到营养充足、促进发育的目的。饮食要定时、定量，三餐食物量的分配是早餐应占全日的30%，中餐占40%，晚餐占30%。主食应做到粗细搭配，可以适当选择一些零食以补充青少年的特殊生理需要。

（二）体格锻炼

体育运动和体力劳动是促进身体发育和增强体质的最有利因素。从事这方面活动不仅可以全面促进机体的新陈代谢、增强呼吸和心血管系统的功能发育，而且在适当的营养保证下可以促进体格的发育，尤其是骨骼和肌肉的发育。一般说来，参加体育锻炼后，体重可平均增加1～3 kg，身高可增长2～4cm，背肌力可增加10～20kg，握力可增加3～6kg，肺活量可增加200～500ml。

（三）经期卫生

月经期由于神经内分泌的影响，抗病能力减弱，加上宫颈口微张，子宫内膜剥落，阴道酸性分泌物被经血冲淡，容易引起感染。因此，经期应特别注意卫生。行经期使用的月经垫、内裤要勤换、勤洗，并在阳光下晒干。青春期少女不宜使用留在阴道内的经期卫生用品，如月经杯、月经阀、卫生棉条等。经期要勤洗外阴，必须做到一人一盆一巾。经期要注意保暖，避免剧烈运动和重体力劳动，但是可以参加适量的运动或劳动，以促进盆腔血液循环，缓解月经期间常见的腰背酸痛和下腹痛等症状。

（四）防止意外伤亡

据许多国家的报道，10～14岁青少年的意外死亡占同龄死亡原因的50%，居首位。我国资料表明，12～17岁组意外死亡为22.35%，居第一位。意外死亡主要指车祸、溺水、服毒、自杀等。由于青少年体力迅速增长，心理上争强好胜，不能正确估计自己，容易发生伤害事故，因此必须及时对青少年加强安全教育和心理卫生教育，防止意外伤亡。

二、心理卫生

要做好青春期心理卫生指导，首先必须得到教师和家长的配合。定期举办心理卫生知识讲座，让教师和家长充分了解青春期心理发育特点和可能出现的问题及其解决的办法。要使教师和家长能充分尊重青少年，相信他们自己解决问题的能力，以营造安定、愉快的家庭和学校环境。

可采取集中讲课、个别咨询的方法，帮助青少年正确认识和评价自己，建立正确的自我观念，努力地发展自己，确定适度的抱负水平，脚踏实地努力学习和工作。

要帮助青少年和社会保持良好的接触，认识社会、了解社会，使自己的思想、目标、行动跟上时代的发展，与社会要求相符合。创造和谐的人际关系，要以诚恳、谦逊、友善、宽厚的态度与别人交往。

建立心理咨询门诊，让青少年思想情绪上的问题能够宣泄，心情才会感到舒畅并能起到一定的安定作用。思想和情绪上的矛盾长期郁闷在心中，就会影响脑功能，造成心理失常。

心理卫生健康的青少年应当是：①身体、智力、情绪十分调和；②适应环境，人际关系中能彼此谦让；③有幸福感；④对待学习和工作，能充分发挥自己的能力，过着有效率的生活。

三、性心理卫生

在我国，由于传统观念的束缚，家庭、学校和社会对性教育不够重视，加上社会环境中的某些污染因素，使不少青少年缺乏必要的性心理卫生知识和性道德，不能正确调节自己的性心理活动，形成性生理、性心理和社会三者的不相适应，致使不健康问题发生。

1. 遗精 遗精是正常生理现象，常在睡眠或梦中发生，但是1～2天一次的频繁遗精或有性冲动就排精则属病态。青少年的频繁遗精多由于手淫引起；生殖器官炎症及包茎、包皮过长等疾病常会刺激阴茎而产生遗精；过度兴奋或过度疲劳时，大脑减弱控制能力而发生遗精；内裤过紧、被子太重等都会诱发遗精。

为了防治遗精次数过多、过频，要教育青少年做到以下几点：①把主要精力放在学习、工作上，树立高尚情操，不接触色情书刊；②注意个人卫生，尤其注意生殖器官的卫生；③养成良好的生活习惯，睡眠时衣裤要宽松，避免阴茎受压；④锻炼身体，增强体质，注意劳逸结合；⑤必要时用中药和针灸治疗。

2. 手淫 指用手玩弄生殖器官，达到自我发泄性欲和获得快感的举动。在青春发育期，由于生殖器官逐渐发育，使外生殖器变得极为敏感，有时通过偶然的机会（如手接触或内裤过紧等），就会使男性的阴茎龟头、女性的阴蒂受到刺激而产生一时的“快感”。青春期，由于好奇和舒适感，不少青少年有手淫活动，男性多于女性。

手淫偶尔发生一般无害，但如过度，使中枢神经过度兴奋，影响大脑皮层的正常功能，会出现头晕、眼花、精神萎靡、腰酸背痛、食欲不振、浑身无力、记忆力减退和失眠等症状，影响学习和工作，还可导致性功能失调，男性出现阳痿、频繁遗精，女性会引起盆腔充血并导致下腹部痛、月经不调或痛经，严重的影响身心的健康发展。

手淫并不是不能戒除的，首先要教育青少年能够正确对待，不必产生害怕和恐惧的心理。但是又要在思想上重视它，如果形成习惯，是会危害身体健康的。为此，要加强性教育，给以性发育的科学知识，使其认识到正常的性发育过程，鼓励并培养青少年对学习科学、文化、技术的兴趣。紧张的学习和工作，健康而充实的生活内容可以纠正这种不良习惯。此外，避免阅读黄色书籍和不健康的声色刺激，避免过度兴奋，睡前用热水洗脚，内裤不宜过紧，经常保持外阴清洁，减少炎症对生殖器官的刺激，对戒除手淫有积极作用。

3. 少女怀孕 两性关系受婚姻法及有关法律和社会道德的约束，不允许人们随心所欲地满足自己的性要求。不少青少年缺乏必要的性知识及道德法制观念。由于认识幼稚，缺乏理智并善于模仿，同时又不能控制自己，容易冲动和兴奋而发生不正当的性行为，甚至发生暴力强奸、卖淫等触犯法律的行为而造成性罪错。在一些国家，少女怀孕和性病流行已成为重要的社会问题，甚至少女怀孕成为青春期少女的死因之一。少女怀孕对其身体及心理上的创伤是严重的，而且导致一系列的社会问题，如弃婴、家庭破裂、受虐待儿童等等。

为了防止早恋、未婚先孕、性病及性罪错等现象，让青少年身心健康，必须及时开展性知识和性道德教育，培养青少年健康的性爱心理，使他们懂得性的社会复杂性及性行为所受到的道德传统和习俗的制约，增强法制观念，加强他们的社会责任感和抚育感。

第三节 学校常见病的防治

一、近视眼的防治

预防近视是学校卫生工作的重点之一。学生一旦患近视眼，在学习、生活中，都会有一定的困难和不便。爱护眼睛、正确用眼是预防近视的根本方法，做好这项工作需要各方面的配合。

合理安排作息时间和教学进度，防止功课负担过重；教室要有良好的采光照明，课桌椅要符合学生身高等卫生要求；定期开展视力检查，抓好5.0（1.0）的边缘视力者，以降低视力不良新发病的发生。

上好生理卫生和健康教育课，强调视力保护，预防近视的发生，培养学生良好的坐姿和阅读书写习惯，保证做好不拖堂，提高课堂的教学效果。

培养良好的用眼卫生习惯，认真做好眼保健操，读书、写字姿势要端正，眼睛和书本的距离要保持30cm；连续看书、写字1小时左右，要休息片刻或向远处眺望一会儿。不要在光线昏暗和直射阳光下看书、写字；不要躺在床上或走路或在晃动的车厢里看书。眼与书本的距离要保持一尺左右；握笔时，食指距离笔尖一寸，胸口距离桌沿一拳。这样的姿势能使眼睛不易产生疲劳，同时能保证脊柱的良好发育。

定期检查视力。如果视力出现下降趋势，就要开始寻找下降的原因，也可以采取一些辅助治疗手段，如针灸、按摩、点眼药等。如果视力已下降至1.0或以下时，需到眼科散瞳验光。散瞳后如视力有提高，屈光检查属正视或轻度近视，就是假性近视。此时注意爱眼、护眼，视力还有恢复正常的可能。但是大部分的视力下降都是真性近视，应尽早到正规医院验光并配戴眼镜。

二、龋齿的防治

中小学生中最常见的口腔疾病主要是龋齿。因为在咀嚼食物后没有及时刷牙漱口，食物残渣在细菌和唾液酶的作用下，发酵、产酸，侵蚀牙齿使牙齿脱钙、软化，进而慢慢形成空洞，即龋齿。由于龋齿的存在，造成儿童的食欲下降、挑食，这样可能导致儿童的营养不良，影响身体的发育；损坏的牙齿还是一个细菌的大本营，成为一个病灶，可能引起肾炎、风湿性关节炎、心脏病等，故其危害非常大。

龋齿的防治主要有以下三点。

1. 教育学生养成良好的生活习惯和饮食习惯　如早晚刷牙、饭后漱口、睡前不吃糖果等含糖食品。

2. 使用含氟类牙膏　这种牙膏可以使牙齿更加坚固、抗酸，可以抑制细菌，还能增加牙齿再矿化能力，长期使用含氟牙膏对身体没有任何不利因素，是一种安全的护牙方法。

3. 窝沟封闭方法　人的后牙（磨牙）咬合面上总有一些深浅不一的沟，那就是窝沟。窝沟封闭是在这些容易生长龋齿的地方填满高分子物质如树脂等，隔绝外来的致龋因素。在孩子的磨牙新萌出的一年之内进行窝沟封闭效果最好，但要在专门的口腔或牙科医院进行窝沟封闭的处理。

4. 早期填补　发现了浅龋后应该尽快到医院进行充补治疗。

另一个影响学生口腔健康的问题是牙齿的错位畸形。这主要与遗传、饮食和不良的生活习惯有关，如睡觉张嘴呼吸，用牙齿咬铅笔等硬物，导致牙齿发育不良，影响美观，这时最好到专门的矫齿医院去治疗，最佳的牙齿矫正年龄是在 12 ~ 14 岁。因为这时乳牙已经替换成了恒牙。

三、常见肠道寄生虫病的防治

（一）蛔虫症

蛔虫病是儿童最常见的肠道寄生虫病。由于蛔虫卵可在泥土中存活较长时间，孩子玩泥土和在地上爬玩时，手沾上虫卵，吮手或吃东西时没洗手，就可能将虫卵吃入腹中，使其感染上蛔虫。此外，生吃的瓜果蔬菜没洗净，沾有虫卵，也会让孩子患病。

得了蛔虫病，孩子可表现为食欲不佳和肚子痛，痛的部位是在肚脐附近或稍上方。痛的时候，孩子喜欢让大人揉一揉。孩子可因患蛔虫病而显得营养欠佳，有些孩子还会出现精神神经系统的症状，如兴奋不安、睡眠不好、夜晚磨牙、易惊等，个别孩子有偏食和异食癖。蛔虫的幼虫可迁移到肝、肺、脑等器官，引起肝脓肿、肺炎、癫痫、阑尾炎、腹膜炎等。当蛔虫过多，扭结成团，还会造成小儿的肠梗阻。

（二）蛲虫症

孩子三岁以内，卫生条件不好，就很容易患上蛲虫病。患蛲虫病后，由于蛲虫的雌虫在夜间爬出在肛门附近产卵，使肛门周围瘙痒，因搔抓而引起肛周皮肤感染。孩子在抓挠过程中，又会将虫卵带到手上和藏到指甲缝，在吮手或吃东西时又吃到肚中，形成反复感染。此病特别易在集体生活的场所传播。

（三）钩虫症

钩虫也是儿童较常见的肠道寄生虫。由于钩虫的丝状蚴常在泥土或水田中，当人光着脚或赤身坐在地上时，其丝状蚴会钻进皮肤引起感染。钩虫症多见于 5 ~7 岁的儿童。

感染蚴虫后，皮肤可有痒疹及匍行丘疹、小疱疹，孩子会因痒而抓，因抓而又引起炎症；蚴虫移行至肺可引起肺炎，移行至肝、眼等处也会引起相应部位的损伤。钩虫的成虫寄生于小肠，可破坏肠黏膜、损伤血管，导致失血性贫血。患儿还会出现食欲不佳、消化不良等情况，又会因营养不良而加重贫血。

（四）疥疮

疥疮是由疥螨感染皮肤引起的皮肤寄生虫病，传染性极强，是一种常见的皮肤病。传染源是疥疮患者，通过密切接触而传播，

主要临床表现：皮疹好发于皮肤薄嫩的地方，尤其是在手指缝、小腹部、乳房、腋窝、腹股沟、阴部等，皮肤损害处夜间出现阵发性剧烈瘙痒。

（五）寄生虫病的防治

儿童寄生虫感染防治应采取综合防治措施。粪便无害化的处理、环境卫生的改善、牲畜饲养的科学管理，以及卫生行为的培养等，都是有效控制寄生虫感染的根本措施。此外，集体投药驱虫也很重要。实践证明，从预防感染和驱虫两方面着手，对防治寄生虫感染是行之有效的。

1. 预防感染 大力开展卫生宣传教育，对儿童包括家长、学校的教职员工，通过宣教使儿童养成良好的个人卫生习惯，如饭前饭后、劳动、运动后洗手，不喝生水，勤剪指甲。生吃瓜果时，必须先用清水洗干净，去皮或在开水中烫后再吃；教育儿童不随地大便等等。

应该做好儿童机构地段内土壤的保洁工作。合理进行污物处理，不使土壤受到粪便的污染，保持教室、活动室、居室、特别是厕所的卫生清洁。在农村中应首先做好粪便管理，积极推广各种堆肥经验，做到粪便无害化。

2. 驱虫 治疗肠道寄生虫不仅可保护儿童健康，促进正常发育，而且能降低对周围环境的污染程度，减少传播机会。我国卫生部颁布的“学生常见肠道蠕虫感染综合防治方案”要求，“每年为中小学生春秋驱虫两次”。在我国目前状况下，开展集体驱虫是较好的办法。不仅对感染者进行治疗，还可以减少感染机会，对整个社区人群起到预防作用。

驱虫工作一定要把安全、有效放在首位。要选用安全、广谱、高效、服用方便、价格适宜的驱虫药物。我国目前多数地区使用的是阿苯达唑、甲苯达唑和复方甲苯达唑。服药前必须对学生、家长、老师讲明防治工作的意义和可能出现的副作用，以消除其疑虑，避免心理因素造成干扰。同时应严格掌握服药的适应证，有禁忌证者严禁服药。

四、学校传染病的防治

（一）常见的传染病

1. 流行性感冒 简称流感，是由流感病毒引起的急性呼吸道传染病，传染性极高，传染源是流感患者。主要经空气或飞沫传播，亦可通过直接接触患者的分泌物而传播。人

群普遍易感，潜伏期短，通常为 1 ~ 3 天。流感流行具有一定的季节性，一般发生在冬春季节。

主要临床表现：发热、头痛、肌痛、乏力、流鼻涕、咽痛和咳嗽，还可出现肠胃不适。

2. 麻疹　麻疹是由麻疹病毒引起的急性呼吸道传染病，传染源是麻疹患者。麻疹主要通过飞沫或直接接触患者的鼻咽喉分泌物传播，人群普遍易感。麻疹的潜伏期为 7 ~ 18 天，通常为 14 天，病愈后有持久免疫力。麻疹发病季节以冬春季为多，但全年均可发生。

主要临床表现：感染初期出现咳嗽、流涕、发热、眼红及口腔内出现白点（柯氏白斑），3 ~ 7 天后皮肤会出现斑丘疹，通常由面部扩散到全身，维持 4 ~ 7 天，亦可能长达 3 个星期，留下褐色斑痕或出现脱屑。病重者的呼吸系统、消化系统及脑部会受影响，导致严重后果，甚至死亡。

3. 水痘　水痘是由水痘带状疱疹病毒（疱疹病毒的一种）引起的一种急性呼吸道传染病，传染源是患者，通过飞沫或空气传播，也可经人与人接触直接传播，或接触到水痘痘浆污染的物品而间接传播。人群普遍易感，但发病者主要是儿童。潜伏期为 10 ~ 24 天，通常为 14 ~ 16 天。病后可获终身免疫。

主要临床表现：患者从出现皮疹前 2 天至出疹后 6 天具有传染性。患病初期出现轻微发烧、疲倦和软弱无力。斑疹出现后数小时即转化为丘疹、疱疹。皮疹分布呈向心性，即躯干、头部较多，四肢处较少。一般典型水疱皮疹历时 1 ~ 6 天。

4. 流行性腮腺炎　流行性腮腺炎是由腮腺炎病毒引起的急性呼吸道传染病，传染源是腮腺炎患者和病毒携带者，可经直接接触患者的唾液或飞沫传播。易感人群为 1 岁以上的儿童和青少年。潜伏期为 12 ~ 25 天，通常为 18 天。病后一般可获得持久免疫力。流行性腮腺炎全年均有发病，但以冬春季为主。

主要临床表现：前驱症状可出现发热、头痛、无力、食欲不振等。发病 1 ~ 2 天后出现颧骨弓或耳部疼痛，然后出现唾液腺肿大，通常可见一侧或双侧腮腺肿大。除腮腺肿胀外还可引起脑膜炎、睾丸炎、卵巢炎、胰腺炎等。

5. 流行性脑脊髓膜炎　简称流脑，是由脑膜炎双球菌引起的一种呼吸道传染病，流脑患者和带菌者为传染源，人群普遍易感，但 C 群流脑以 10 岁 ~20 岁的青少年为主。全年均可发病，但多发生在冬春季。

主要临床表现：突发高热、头痛、呕吐、皮肤和黏膜有出血点或淤斑及颈项强直等脑膜刺激征，脑脊液呈化脓性改变，严重者可引发败血症及脑实质损害导致死亡。

6. 细菌性痢疾　细菌性痢疾是由志贺菌属引起的肠道传染病，简称菌痢，传染源是菌痢患者和带菌者，主要通过消化道传播，人群普遍易感，以儿童发病率为最高，其次为中青年。潜伏期为数小时至 7 天，平均 1 ~ 2 天。本病全年均可发生，但夏秋季较多。

主要临床表现：腹痛、腹泻、里急后重、黏液脓血便，可伴有发热及全身毒血症，严重者可出现感染性休克和（或）中毒性脑病。

7. 甲型肝炎　甲型肝炎是由甲型肝炎病毒引起的一种病毒性肝炎，传染源是甲型肝炎患者，以" 粪 – 口" 为主要传播途径，多由日常生活接触传播、水和食物的传播。潜伏期平均为 30 天，儿童发病率高。患者康复后通常会终身免疫，不会成为长期带病毒者。夏秋季为发病高峰季节。

主要临床表现：起病急，有畏寒、发热、全身乏力、食欲不振、厌油、恶心、呕吐、腹痛、肝区痛、腹泻、尿色加深、皮肤巩膜黄染等症状。

8. 流行性乙型脑炎 简称乙脑，是由乙型脑炎病毒引起的以脑实质炎症为主要病变的中枢神经系统急性传染病，为人畜共患疾病。猪是本病的主要传染源，蚊子是主要的传播媒介，蚊虫通过叮咬病猪后10～12天再叮咬人进行传播。发病者多为10岁以下儿童，感染后可获得较持久的免疫力。潜伏期4～21天，一般10～14天。乙脑多在夏秋季节流行。

主要临床表现：高热、嗜睡、昏迷等意识障碍，抽搐，病理反射及脑膜刺激征等症状和体征，重症者常出现中枢性呼吸衰竭，病死率较高。

9. 流行性出血性结膜炎 又称红眼病，是由细菌、病毒引起的眼部感染性疾病，传染源是结膜炎患者。传播途径是直接接触或间接接触患者而感染，如接触患者眼睛或上呼吸道的分泌物，或被污染的其他物品，包括与患者共用毛巾，均可能感染病原体，人群普遍易感。细菌性结膜炎的潜伏期为1～3天，病毒性结膜炎的潜伏期为1～12天。

主要临床表现：单眼或双眼出现白色或黄色的分泌物，并有畏光、易流泪、疼痛、眼皮红肿症状。

（二）传染病的防治

1. 健全学校传染病防治工作制度 学校应按照要求建立传染病防控工作责任制，应建立的健全制度主要包括：传染病疫情报告制度，学生晨检制度，师生定期体检制度，教学场所通风与重要场所定期消毒制度，课堂、宿舍、公共场所卫生清扫制度，个人卫生清洁制度，食品卫生安全制度，体育活动卫生制度，学生健康档案管理制度等。

2. 加强学校传染病监测与报告工作

（1）按照传染病防控“早发现、早报告、早隔离、早治疗”的原则，学校要有专职（兼职）卫生保健人员或学校传染病疫情报告人员，负责学校传染病预防与控制的日常工作和疫情报告工作。

（2）建立健全师生员工的健康档案（包括因病缺课登记等），随时了解师生员工的身体健康情况。

（3）学校应坚持实施晨检制度，加强对学生身体状况的监测。

（4）建立应对传染病疫情流行的应急预案。为了确保学校出现传染病突发疫情事件时处置有序、高效，各级各类学校对疫情发生要有足够的思想准备，制定详细的应急预案，一旦发生疫情，确保在第一时间内控制疫情的发展，遏制校内传染病的暴发和流行。

3. 加强健康教育、培养师生良好的卫生习惯 学校要把传染病预防教育纳入教学计划，通过多种形式，如开设健康教育课或者专题讲座，通过宣传栏、班会、队会、讲座、板报、广播电视、网络等方式，对学生进行传染病预防知识教育，特别要注意根据不同传染病的流行特点，有针对性地开展宣传教育，切实增强学生的卫生防病意识。

4. 注意保持个人卫生，积极预防传染病

5. 疫苗接种 按照疾病预防控制中心布置，进行疫苗接种。通过接种疫苗预防的传染病包括麻疹、流行性腮腺炎、百日咳、白喉、甲型与乙型肝炎、水痘、流感、乙脑、流脑等。

6. 查验预防接种证 根据《传染病防治法》规定：托幼机构、小学要对新生入学进行预防接种证查验制度。学校要高度重视此项工作，对新生入学未完成国家免疫程序规定的疫苗接种和无接种证者，应劝其补证和补种。

7. 学校传染病病例发现与报告　学校老师和相关人员应及时发现和报告传染病病例。

（1）班内有两个以下学生同时发病并有相似症状，晨检时多个学生请病假，一定要询问家长原因。

（2）发现两个以上学生同时出现相似病症，应迅速报告专职（兼职）卫生保健人员或学校传染病疫情报告人或者学校领导。

怀疑个别学生患有传染病，也要通知校方做出适宜处理并叮嘱学生家长尽快带孩子就医。发现以下异常情况应立即上报当地疾控部门请求协助，并向上级教育行政部门进行报告。

（1）学校某个班级或多个班级短期内同时出现多个学生患病，并有类似症状或有共同用餐或饮水史。

（2）个别学生出现不明原因高热、咳嗽、呼吸急促、剧烈呕吐及腹泻、皮肤出疹子等症状。

第五章 传染病的预防与控制

传染病肆虐人类数千年，对人类的健康和生命危害严重。随着医药卫生事业的发展和人类社会的全面进步，传染病对人类生存和健康的威胁受到了遏制，疾病的防治重点由传染病逐渐向非传染性慢性病过渡和转移。然而，近年来，全球传染病发病率大幅度回升，流行、暴发事件不断，一些被认为早已得到控制的传染病卷土重来，同时又新发现了数十种传染病。2003 年全球的“传染性非典型肺炎”和 2009 年在全球发生的甲型 H1N1 型流感，使我们重新认识到传染病对人类健康和生存的威胁。WHO 总干事在《1996 年世界卫生报告》中提出：“我们正处于一场传染性疾病全球危机的边缘，没有一个国家可以躲避这场危机。”因此，传染病的预防和控制仍是世界各国乃至全球的一个突出重点。

第一节　传染病的流行特征

传染病是由病原体或其毒性产物引起的具有传染性的一类疾病。它可以在人与人、动物与动物或人与动物之间传播，甚至流行，严重威胁人类健康。

一、传染病流行过程的基本环节

传染病的流行必须具备三个基本环节，即传染源，传播途径和易感人群。三个环节必须同时存在，方能构成传染病流行，缺少其中的任何一个环节，新的传染不会发生，也不可能形成流行。

1. 传染源　是指体内带有病原体，并不断向体外排出病原体的人和动物。患传染病的病人、病原体携带者、受感染的动物等均为传染源。

（1）病人：在大多数传染中，病人是重要传染源，然而在不同病期的病人，传染性的强弱有所不同，在发病期，其传染最强。

（2）病原携带者：包括病后病原携带和无症状病原携带，病后病原携带称为恢复期病原携带者，3 个月内排菌者为暂时病原携带，超过 3 个月者为慢性病原携带。无症状病原携带不易发现，具有重要流行病学意义。

（3）受感染动物：动物作为传染源传播的疾病，称为动物性传染病，如狂犬病、布氏菌病等；野生动物为传染源的传染病，称为自然疫源性传染病，如鼠疫、钩端螺旋体病、流行性出血热等。

2. 传播途径　病原体从传染源排出体外，经过一定的传播方式，感染新的易感者的过程，谓之传播途径。

（1）空气传播：病原体由传染源通过咳嗽、喷嚏、说话等方式排出污染空气，易感者吸入受染。流脑、猩红热、百日咳、流感、麻疹等，均通过此方式传播。经空气传播传染病的流行特征是患者多为儿童，多呈周期性并伴有季节性高峰，以冬春季多见，流行强度与人口密度、居住条件及易感人群的比重有关。

（2）水与食物传播：又称粪－口途径，病原体随粪便排出体外，污染水和食物，易感者通过污染的水和食物受染。许多肠道传染病如菌痢、伤寒、霍乱、甲型肝炎、人畜共患疾病，以及某些寄生虫病均可经粪－口途径传播。经饮水传播传染病的流行特征是病例的分布与供水范围分布一致，除婴儿外，各年龄、性别、职业的人均可发病，停用被污染的水或水经净化后，暴发即可平息。所有肠道传染病、某些寄生虫病、个别呼吸道传染病（白喉、结核病）及少数人畜共患病（炭疽病）均可经食物传播。经食物传播传染病的流行特征是病人有食用某种污染食物史，不食者不发病，易形成暴发，累及人数与食用污染食品的人数有关，多发生于夏秋季，一般不形成慢性流行，停止供应污染食品，暴发即平息。

（3）接触传播：接触传播包括两类传播方式：①直接接触传播：是指在没有任何外界因素参与下，传染源与易感者直接接触而引起疾病的传播，例如性病、狂犬病等；②间接接触传播：是指易感者因接触被传染源排泄物或分泌物所污染的某些无生命的物体而引起感染造成疾病传播，又称日常生活接触传播。多种肠道传染病、某些呼吸道传染病、人畜共患病、皮肤传染病等均可经此途径传播。被污染的手在间接传播中起特别重要的作用。

（4）虫媒传播：病原体在昆虫体内繁殖，完成其生活周期，通过不同的侵入方式使病原体进入易感者体内引起疾病。蚊、蚤、蜱、恙虫、蝇等昆虫为重要传播媒介。如蚊传疟疾、丝虫病、乙型脑炎，蜱传回归热，虱传斑疹伤寒、蚤传鼠疫，恙虫传恙虫病。由于病原体在昆虫体内的繁殖周期中的某一阶段才能造成传播，故称生物传播。病原体通过蝇机械携带传播于易感者称机械传播，如菌痢、伤寒等。

（5）垂直传播：孕妇在产前、产中或产后短时间内将其体内的病原体传给胎儿称垂直传播，又称母婴传播。可使胎儿感染的病毒有风疹病毒、水痘病毒、麻疹病毒、肝炎病毒、脊髓灰质炎病毒、柯萨奇 B 族病毒、腮腺炎及巨细胞病毒等。

（6）医源性传播：指在医院实施手术、治疗、诊断、预防等技术措施（如静脉内插管、导尿管、注射针剂、输血、吸入疗法、烧伤治疗等过程中）、滥用抗生素及应用免疫抑制剂等而引起的感染。引起此类感染常见的微生物有葡萄球菌、变形杆菌、铜绿假单胞菌等。

各种传染病流行时，其传播途径是十分复杂的，一种传染病可同时通过几种途径传播。当某种传染病在人群中蔓延时，必须进行深入的流行病学调查才能了解其真正的传播途径，从而采取有针对性的防治措施。

3. 易感人群　易感人群是指对某种传染病缺乏特异免疫力的人群。人群作为一个整体对传染病易感的程度称人群易感性。判断某一人群对某种传染病易感水平的高低，可从该病以往在人群中的流行情况、该病的预防接种情况，以及对人群进行该病抗体水平检测结果而定。新生儿的增加、易感人口的迁入、免疫人口的死亡、免疫人口免疫力自然消退等使人群易感性增加。预防接种、流行后免疫人口增加使人群易感性降低。

4. 影响流行过程的因素和流行强度　传染病在人群中流行，既是生物学现象又是社会现象，流行过程又受自然因素与社会因素的影响。

（1）自然因素：包括地理因素与气候因素。大部分虫媒传染病和某些自然疫源性传染病，有较严格的地区和季节性。与水网地区、气候温和、雨量充沛、草木丛生适宜于储存宿主，啮齿动物、节肢动物的生存繁衍、活动有关。寒冷季节易发生呼吸道传染病，夏秋季节易发生消化道传染病。

（2）社会因素的影响：社会因素包括社会卫生保健事业的发展、生产劳动及居住生活条件、风俗习惯、卫生设施、医疗条件、文化水平、防疫工作、经济、宗教等人类活动所形成的一切条件。社会因素作用于三个环节而影响流行过程。社会因素对流行过程既有促进作用亦有阻碍作用。新中国成立后，我国严格执行国境检疫，防止传染病的传入。国家颁布传染病防治法，建立和健全城乡各级医疗卫生防疫机构，实行公费医疗与合作医疗，改善劳动人民的就医条件，使传染病的病人能及时得到诊断、隔离与治疗，有力地控制了传染病。

二、疫源地

疫源地指传染源向周围排出病原体所能波及的范围。每个传染源可单独构成一个疫源地，但一个疫源地内可同时存在一个以上的传染源。一般把范围较小的疫源地或单个传染源所构成的疫源地称疫点。范围较大的疫源地或若干疫源地连成一片称疫区。

1. 疫源地范围　它取决于三个因素，即传染源活动范围、传播途径的特点和周围人群的免疫状态。例如，疟疾的疫源地范围，一般是以传染源为核心、以蚊飞行距离为半径的范围；麻疹的疫源地则为传染源周围较小的范围。不同传染病的疫源地大小不一，同一种传染病在不同条件下，其疫源地范围也不相同。

2. 疫源地消灭的条件

（1）传染源已被迁走（住院、治愈或死亡）。

（2）通过各种措施消灭传染源排至外环境中的病原体。

（3）所有的易感接触者已度过该病的最长潜伏期而未发病或感染。

三、流行过程特征

1. 强度特征　传染病流行过程中可呈散发、暴发、流行及大流行。

2. 地区特征　某些传染病和寄生虫病只限于一定地区和范围内发生，自然疫源性疾病也只限于一定地区内发生，此类传染病因有其地区特征，均称地方性传染病。

3. 季节特征　季节特征是指传染病的发病率随季节的变化而升降，不同的传染病有不同的季节性。季节性的发病率升高，与温度、湿度、传播媒介因素、人群流动有关。

4. 职业特征　某些传染病与所从事职业有关，如炭疽、布氏菌病等。

5. 年龄特征　某些传染病，尤其是呼吸道传染病，儿童发生率高。

第二节　预防与控制措施

传染病的预防控制措施可分为疫情未出现时的预防措施、疫情出现后的防疫措施、治疗性预防措施三种。

一、传染病的预防控制策略

1. 预防为主　这是我国的基本卫生工作方针。多年来，我国的传染病预防策略可概括为以预防为主，群策群力，因地制宜，发展三级保健网，采取综合性防治措施。传染病的预防就是要在疫情尚未出现前，针对可能暴露于病原体并发生传染病的易感人群或传播途径采取措施。

（1）加强人群免疫：免疫预防是控制有有效疫苗免疫的传染病发生的重要策略。全球消灭天花就是通过有效的人群免疫实现的。实践证明，许多传染病如麻疹、白喉、百日咳、破伤风、乙型肝炎等，都可通过人群大规模免疫接种来控制流行，或将发病率降至相当低的水平。预防接种是保护易感人群的最有效措施之一。

（2）改善卫生条件：保护水源、提供安全的饮用水，改善居民的居住条件，加强粪便管理和无害化处理，加强食品卫生监督和管理等，都有助于从根本上杜绝传染病的发生和传播。

（3）加强健康教育：健康教育可通过改变人们的不良卫生习惯和行为，切断传染病的传播途径。健康教育的形式多种多样，可通过大众媒体、专业讲座和各种针对性手段来使不同教育背景的人群获得有关传染病预防的知识。健康教育对传染病预防的成效卓著，如安全性行为知识与艾滋病预防，饭前便后洗手与肠道传染病预防等，是一种低成本高效果的传染病防治方法。

2. 加强传染病监测　传染病监测是疾病监测的一种，其监测内容包括传染病发病、死亡，病原体类别、特性，媒介昆虫和动物宿主种类、分布和病原体携带状况，人群免疫水平及人口资料等。必要时还可开展对流行因素和流行规律的研究，并评价防疫措施效果。

我国的传染病监测包括常规报告和哨点监测。常规报告覆盖了甲、乙、丙三类共 35 种法定报告传染病。国家还在全国各地设立了上百个艾滋病等监测哨点。

3. 传染病的全球化控制　传染病的全球化流行趋势日益体现了传染病的全球化控制策略的重要性。继 1980 年全球宣布消灭天花后，1988 年 WHO 启动了全球消灭脊髓灰质炎的行动。经过十几年的努力，全球脊髓灰质炎病例下降了 99.8%，病例数从 1988 年估计的 350000 例减至 2001 年的 483 例；有脊髓灰质炎发病的国家由 125 个降至 10 个。中国在 2000 年也正式被 WHO 列入无脊髓灰质炎野毒株感染的国家。

为了有效遏制全球结核病流行，2001 年 WHO 发起了全球“终止结核病”合作伙伴的一系列活动，其设立的目标为：2005 年全球结核病感染者中的 75% 得到诊断，其中 85% 被治愈；2010 年，全球结核病负担（死亡和患病）下降 50%；2050 年，使全球结核病发病率降至 1/100 万。

此外，针对艾滋病、疟疾和麻风的全球性策略也在世界各国不同程度地展开。全球化预防传染病策略的效果正日益凸现。2003 年传染性非典型肺炎流行期间，全世界的密切合作，对人类战胜传染性非典型肺炎起到了至关重要的作用。

二、预防性措施

1. 针对传染源的措施

（1）病人：针对病人的措施应做到早发现、早诊断、早报告、早隔离、早治疗。病人一经诊断为传染病或可疑传染病，就应按传染病防治法规定实行分级管理。只有尽快管理传染源，才能防止传染病在人群中的传播蔓延。我国成功战胜传染性非典型肺炎的重要经验之一，是及时、有效地控制传染源。对病人隔离时间的长短应依据该病的传染期而定。

（2）病原携带者：对病原携带者应做好登记、管理和随访，至其病原体检查 2～3 次阴性后。在饮食、托幼和服务行业工作的病原携带者须暂时离开工作岗位；久治不愈的伤寒或病毒性肝炎病原携带者不得从事危险性职业；艾滋病、乙型和丙型病毒性肝炎、疟疾病原携带者严禁做献血员。

（3）接触者：①应急预防接种：即保护易感者。潜伏期较长的传染病，可对其接触者进行自动或被动免疫预防接种，如麻疹暴发时，对儿童接触者可注射麻疹疫苗，对体弱小儿可注射丙种球蛋白或胎盘球蛋白。②药物预防：对某些有特效药物防治的传染病，必要时可用药物预防。如以抗疟药乙胺嘧啶、氯喹或伯氨喹预防疟疾；服用哌喹、增效磺胺林或青蒿素等预防耐药性疟疾；用多西环素预防霍乱；用青霉素或磺胺药物预防猩红热等。要防止滥用药物预防，以免造成药品浪费和增加病原体的耐药性。药物预防最好只用于密切接触者，而不要普遍投药。③医学观察：对某些较严重的传染病接触者应每日视诊，测量体温，注意早期症状的出现。④隔离或留验：对甲类传染病的接触者必须严加隔离（霍乱老疫区的接触者是否隔离，需根据当地情况而定），在医学观察同时还需限制行动自由，在指定地点进行留验。对接触者实施隔离或留验的时间应自最后接触之日算起，相当于该传染病的最长潜伏期。

（4）动物传染源：对危害大且经济价值不大的动物传染源应予彻底消灭。对危害大的病畜或野生动物应予捕杀、焚烧或深埋。对危害不大且有经济价值的病畜可予以隔离治疗。此外，还要做好家畜和宠物的预防接种和检疫。

2. 针对传播途径的措施 对被传染源污染的环境，必须采取有效的措施，去除和杀灭病原体。对肠道传染病，应加强被污染物品和周围环境的消毒；对于呼吸道传染病，通风和空气消毒至关重要，如传染性非典型肺炎预防控制中针对传播途径的措施主要是通风、洗手、空气消毒；杀虫是防止虫媒传染病传播的有效措施。

3. 针对易感者的措施

（1）免疫预防：传染病的免疫预防包括主动免疫和被动免疫。其中计划免疫是预防传染病流行的重要措施，属于主动免疫。此外，当传染病流行时，被动免疫可以为易感者提供及时的保护抗体，如注射胎盘球蛋白和丙种球蛋白预防麻疹、流行性腮腺炎、甲型肝炎等。高危人群应急接种可以通过提高群体免疫力来及时制止传染病大面积流行。

（2）药物预防：药物预防也可以作为一种应急措施来预防传染病的播散。但药物预防作用时间短、效果不巩固，易产生耐药性，因此，其应用具有较大的局限性。一般情况下不提倡使用药物预防。

（3）个人防护：接触传染病的医务人员和实验室工作人员应严格遵守操作规程，配置和使用必要的个人防护用品。有可能暴露于传染病生物传播媒介的个人需穿戴防护用品，如口罩、手套、护腿、鞋套等。疟疾流行区可使用个人防护蚊帐。安全的性生活应使用安全套。

三、医源性疾病的预防

1. 丰富临床医学知识，提高诊疗水平。
2. 熟练临床诊断基本技术，正确应用诊断仪器和检测结果。
3. 要有正确的思维方法，力争彻底治疗，防止不合理用药。
4. 提高职业道德素养，增强工作责任心。
5. 健全医疗卫生服务的监管、监测制度。

第六章 预防接种和计划免疫

第一节　计划免疫的概述

计划免疫是指根据特定传染病疫情的监测和人群免疫状况分析，按照规定的免疫程序有计划地进行人群预防接种，提高人群免疫水平，达到控制以至最终消灭相应传染病的目的而采取的重要措施。

免疫程序的制定和实施是计划免疫工作的重要内容，应从实际出发，制定合理的免疫程序，严格按照程序实施接种，提高接种率，才能充分发挥疫苗的免疫效果，使人群达到和维持较高的免疫水平，有效地控制相应传染病的流行。20 世纪 70 年代以前，我国的疫苗接种工作是采用在同一时间内进行突击性疫苗接种的方式，但在预防接种中常出现漏种、重种、无效接种、浪费疫苗等混乱现象，不能达到免疫工作的应有效果。到 20 世纪 70 年代后期，我国才提出了计划免疫，并于 1982 年 10 月首次召开了全国计划免疫工作会议，颁布了《全国计划免疫工作条例》《计划免疫工作考核办法》等，统一了全国儿童免疫程序，至此，我国的计划免疫工作正式走入正规并有了长远发展。

第二节　计划免疫程序

一、预防接种

（一）预防接种的种类

1. 人工自动免疫　人工自动免疫是指以免疫原物质接种人体，使人体产生特异性免疫。免疫原物质包括处理过的病原体或提炼成分及类毒素。其制剂可分为以下几种。

（1）活菌（疫）苗：由免疫原性强而毒力弱的活菌（病毒或立克次体）株制成，如结核、鼠疫、布氏菌活菌苗，脊髓灰质炎、流感、麻疹活疫苗。其优点是能在体内繁殖，刺激机体时间长，接种量小，接种次数少，免疫力维持时间长。但由于不加防腐剂，当被污染时杂菌易生长。需冷冻保存。

（2）死菌（疫）苗：将免疫原性强的活细菌（病毒等）灭活制成的。优点是无须减毒，生产过程较简单，含防腐剂，不易有杂菌生长，易于保存；缺点是免疫效果差，接种量大，副作用大。

（3）类毒素：是将细菌外毒素加甲醛去毒，成为无毒而又保留免疫原性的制剂，如白喉、破伤风类毒素等。

2. 人工被动免疫　以含抗体的血清或制剂接种人体，使人体获得现成的抗体而受到保护。由于抗体半衰期短，因而难保持持久而有效的免疫水平。其主要在有疫情时使用。

（1）免疫血清：用类毒素免疫动物取得的含特异抗体的血清称抗毒素。提取其丙种球蛋白有效免疫成分称精制抗毒素，含异种蛋白少，可减少过敏反应的发生。免疫血清主要用于治疗，也可作预防使用。

（2）免疫球蛋白（丙种球蛋白及胎盘球蛋白）：由人血液或胎盘提取的丙种球蛋白制成，可作为麻疹、甲型肝炎易感接触者预防接种使用，但不能预防所有传染病，更不能作为万能治疗制剂滥用。

3. 被动自动免疫　被动自动免疫只是在有疫情时用于保护婴幼儿及体弱接触者的一种免疫方法。其兼有被动及自动免疫的长处，但只能用于少数传染病，如白喉，可肌注白喉抗毒素 1000 ~ 3000 单位，同时接种精制吸附白喉类毒素。

（二）预防接种的注意事项

1. 对各种生物制品的接种对象、剂量、程序、方法及保存条件等，严格按照说明书执行。

2. 禁忌证　高热、急性传染病人、各种器质性疾病患者、有过敏史的人、孕妇、哺乳期母亲等禁用。

3. 接种时间　基础免疫按程序进行接种，其余一般在传染病流行季节前 1 ~ 2 月完成。

（三）预防接种的反应

详见第 80 页第三节“三、接种反应及处理”。

（四）预防接种效果考核

预防接种效果的考核多由生物制品研究所或疾病预防控制中心进行。具体内容包括免疫学效果评价和流行病学效果评价。流行病学效果评价包括不良反应观察和试验组与对照组的发病率对比分析；免疫学效果评价系观察接种者免疫指标的变化状况。

（五）冷链

冷链是保证疫苗接种质量的重要措施之一。所谓“冷链”是指疫苗从生产单位到使用单位，为保证疫苗在贮存、运输和接种过程中，都能保持在规定的温度条件下而装备的一系列设备的总称。

（六）扩大免疫计划

扩大免疫计划（EPI）是世界卫生组织提出的要求，1990 年全世界所有的儿童接种率至少达到 90%，用以预防白喉、百日咳、破伤风、麻疹、脊髓灰质炎和肺结核的措施。我国 1980 年正式加入，要求 2001 – 2010 年全国儿童接种率以乡（镇）为单位达到 90% 以上。

二、计划免疫

我国各地已自上而下建立起计划免疫组织管理、技术指导和冷链系统，疫苗接种率不断提高，相应传染病的发病率逐年稳步下降。1988 年和 1990 年，我国分别实现了以省和以县为单位的计划免疫组织，儿童免疫接种率达到85%的目标，并通过了联合国儿童基金会、世界卫生组织和卫生部联合组的审评。目前，我国的计划免疫工作又进入了控制和消灭相应传染病的新阶段。

（一）计划免疫的生物制品及预防的疾病

我国常年计划免疫接种的主要内容，是对7周岁以下儿童进行卡介苗、脊髓灰质炎三价糖丸疫苗、百白破混合制剂和麻疹疫苗的基础免疫和以后适时的加强免疫，使儿童获得对白喉、麻疹、脊髓灰质炎、百日咳、结核和破伤风的免疫。我国于2002年11月将乙肝疫苗纳入计划免疫范围。有些地区也将乙型脑炎、流行性脑膜炎的免疫接种纳入计划免疫范畴。随着计划免疫工作的开展，可以预计，其他一些危害儿童健康、用疫苗可以预防的传染病也将列入计划免疫工作范围。

（二）计划免疫的免疫程序

免疫程序是根据有关传染病的流行病学特征、免疫因素、卫生设施等条件，由国家对不同年（月）龄儿童接种何种疫苗作出的统一规定。只有制定合理的免疫程序并严格实施，才能充分发挥疫苗效果，避免浪费。免疫程序的内容（见表6-1）包括：初种（初服）起始月龄、接种生物制品的间隔时间、加强免疫时间和年龄范围。

表6-1　计划免疫程序

接种时间	接种制品
出生后24小时内	接种乙型肝炎疫苗
出生后2~3天	接种卡介苗
出生1个月	接种乙型肝炎疫苗（第2针）
出生2个月	口服三价混合脊髓灰质炎疫苗糖丸（第1丸）
出生3个月	口服三价脊灰糖丸（第2丸），百白破（第1针）
出生4个月	口服三价脊灰糖丸（第3丸），百白破（第2针）
出生5个月	接种百白破（第3针）
出生6个月	接种乙型肝炎疫苗（第3针），流脑疫苗（第1针）
出生8个月	接种麻疹疫苗
1岁	接种乙脑疫苗2针（间隔7~10天）
1.5岁	百白破（第4针），麻疹疫苗复种，流脑疫苗（第2针）
2岁	乙脑疫苗加强（第3针）
3岁	乙脑疫苗加强（第4针）
4岁	口服三价脊灰糖丸（第4丸）
7岁	复种麻疹疫苗，复种卡介苗，复种白喉破伤风疫苗
12岁	复种卡介苗（农村）

（三）儿童基础免疫

儿童基础免疫是我国计划免疫的主要内容，卡介苗1针，脊髓灰质炎三价混合疫苗3次，百白破混合制剂3针，两针（两次）间最短间隔时间为一个月，麻疹活疫苗1针。要求城市和已经装备冷链设备的地区，在12月龄内完成儿童基础免疫；尚未装备冷链和边远地区儿童可在18月龄内完成；牧区（含半牧区）及人口稀少的边境地区在36月龄内完成。同时还要求，不论城市还是农村，基础免疫的起始月龄不准比规定的免疫月龄提前（但可以推后）；两针次间隔时间最短不应短于28天（但可长于28）。只有在规定的时间内完成的基础免疫才算合格接种。城市12岁儿童是否做卡介苗加强，根据当地结核病流行情况决定。

（四）计划免疫的实施

1. 组织措施 接种方式有定点和分散接种，凡有条件和可能的地区都应实行定点接种，以保证接种质量和降低疫苗损耗。接种人员，城镇由基层保健构成预防保健科（组）、乡镇卫生院防保组（站）负责实施接种；农村由乡镇卫生院防保组或乡村医生负责实施接种；在无乡村医生和卫生员的地区、乡村医生和卫生员工作态度不可信的地区、乡村医生和卫生员技术不适应的地区可组织接种小组（分队）实施接种。

2. 接种剂量和部位 使用有效疫苗，正确的接种剂量和接种途径是保证免疫成功的关键，如接种剂量与途径不当，可造成接种事故，如个别基层卫生组织误将用卡介苗作皮下接种而发生成批的深部脓肿患者出现。

3. 接种实施步骤 实施接种步骤及其工作要求，见表6－2。

表6－2　实施接种的步骤及其工作要求

工作步骤	工作要求
接待儿童家长	（1）热情接待儿童家长； （2）向家长说明接种疫苗的目的、对象、接种后注意事项及有关知识； （3）必要时向家长宣传有关卫生知识。
询问儿童健康状况	（1）回收接种通知单； （2）检查接种卡、证，核对儿童姓名、出生年月日及接种记录，确定是否为本次接种对象，接种何种疫苗； （3）如发现原始记录中儿童姓名、出生年月有误，应及时更正； （4）对不属于本次接种的对象，要向家长做好说服解释工作。
接种疫苗	（1）正确实施接种； （2）联合免疫时应先口服脊髓灰质炎疫苗。
记录和预约	（1）接种后医生及时填写卡、证并签名（盖章）； （2）向儿童家长交代接种后可能出现的反应及家庭处理办法； （3）向儿童家长预约下次疫苗接种的时间、地点及种类。
观察接种反应	（1）接种后，儿童不要离开现场，要留察10～30分钟； （2）发现异常反应及时处理。

续表

工作步骤	工作要求
整理接种现场	（1）清理核对接种通知单，对未接种的儿童再补发通知； （2）处理好剩余疫苗； （3）清理冷藏背包和清洗接种器材； （4）做好清洁卫生。
统计报告随访	（1）统计、填写规定的接种报表； （2）随访接种对象，了解接种反应。

第三节　计划免疫注意的问题

一、接种前的准备工作

根据免疫程序的要求，社区范围内的所有婴儿要建立接种卡，发放接种证，通知家长带儿童和接种卡，按规定的时间，到指定的地点进行接种。在安排接种时应注意以下几点。

1. 第一次接种的起始月龄不能提前，例如，脊髓灰质炎活疫苗必须在婴儿出生后满2足月，百白破疫苗满3足月，麻疹疫苗必须满8足月才能接种。

2. 接种的针次间隔不能缩短，脊髓灰质炎活疫苗和百白破混合疫苗三针之间间隔时间不能少于28天。

3. 在规定的月龄范围内完成基础免疫。除此之外，还应组织好强化免疫和应急接种，我国规定每年12月5～6日和翌年元月5～6日为脊髓灰质炎强化免疫日。凡0～4岁儿童，不管以往是否接种过脊髓灰质炎疫苗，在强化免疫日一律进行接种，以消灭免疫空白、阻断脊髓灰质炎野毒株的传播。

二、现场接种

接种人员应严格进行无菌操作，按照操作规程，查对核实后方可接种。接种对象在接种前应进行体格检查，注意接种禁忌证，以免发生不良后果。接种完毕，应及时在接种证上登记正确接种日期。接种后应在现场观察15～20分钟，无反应方可离去。

1. 疫苗的储存　疫苗是用微生物及其代谢产物或人工合成方法制成，成分大多数是蛋白质，并且有的疫苗是活的微生物，一般均怕热、怕光，需要冷藏。为保证疫苗从生产到使用的整个过程均在适当的冷藏条件下进行，各地各级配置的主要设备包括：储存疫苗的冷库、运送疫苗的专用冷藏车，以及冰箱、冰柜、冷藏包等。

2. 接种途径与计量　预防接种途径大体分为口服、气雾、注射（包括皮下、皮内、肌内）和划痕等。不同疫苗接种途径不同，如果接种途径不当，不仅会影响免疫效果，而且还有可能发生接种反应，甚至造成接种事故。同时还要注意掌握应用剂量，适宜接种剂量才能使机体产生相当水平的抗体。如果接种剂量过大，超过机体免疫能力，将会产生免疫麻痹；如果接种剂量过小，抗原不足以刺激机体免疫系统应答，也不会产生保护水平抗体。接种剂量因年龄不同而有差异。因此，在进行现场接种前应详细阅读疫苗使用说明书，严格按照要求执行。

3. 禁忌证　国际卫生组织规定具有下列情况者可作为常规免疫的禁忌证。

（1）免疫异常：免疫缺陷、恶性疾病（如肿瘤、白血病）、应用放射治疗或抗代谢药物等机体免疫功能受到抑制者不应接种。

（2）急性疾病：如接种者正患发热或明显全身不适的急性疾病应推迟接种。

（3）以往接种疫苗有严重不良反应：需连续接种的疫苗，如前一次接种后出现严重反应，如过敏反应、虚脱、休克或出现惊厥等，则不应继续接种。

（4）神经系统疾病患儿：如未控制癫痫、婴儿痉挛等，则不应继续接种。

三、接种反应及其处理

生物制品对机体是一种异物，接种后刺激机体，可产生一系列反应。一般分为正常反应和异常反应两类。

1. 正常反应　其是由生物制品本身固有的特性引起的，可出现局部反应和全身反应。

（1）局部反应：接种 12～24 小时后，接种部位出现红晕浸润并有疼痛，直径在 2.5cm 以下；个别出现淋巴结肿大、疼痛和淋巴管炎。该反应一般在 2～3 天内自行消失。

（2）全身反应：只见于少数接种者，多发生于接种灭活疫苗，接种 6～24 小时出现低热，一般在 37℃以下，持续 1～2 天，有的可伴有头痛、眩晕、恶寒、乏力和全身不适、恶心、呕吐、腹痛等胃肠反应。这些症状一般在 24 小时内消失。

上述正常反应一般不需处理，适当休息即可恢复。对较重者可对症处理。

2. 异常反应　仅在个别人中发生，与制品性质及接种者体质有关。应及时处理，以免造成严重后果。异常反应主要有以下几种。

（1）局部化脓感染：在注射部位出现的局部化脓性感染，常因注射器具未彻底消毒或注射部位、剂量过大引起。一般给予外科常规消毒、抗炎处理即可，同时注意按照无菌原则规范操作。

（2）晕厥：俗称晕针，在注射过程中或注射后数分钟内，接种者突然发生暂时性脑缺血和脑缺氧所致，常与空腹、疲劳、室内空气污浊、神经紧张或惧针有关。可出现心慌、恶心、手足麻木等，严重者面色苍白出冷汗、四肢冰凉，甚至失去知觉、呼吸脉搏减弱、血压下降。须立即处理，使患者平卧，头放低，保持安静及空气新鲜，给予热水，短时间内即可恢复。

（3）过敏性休克：在注射时或注射后几秒钟或数分钟内突然发生，有胸闷、气急、呼吸困难、恶心、呕吐，严重者可出现血压下降、面色苍白、口唇青紫、体温下降、出冷汗、四肢冰凉及昏迷等症状，不及时抢救会有生命危险。此时应使患者平卧、保温，重复注射肾上腺素，给予穴位刺激。有时需用去甲肾上腺素静滴，必要时可用氢化可的松及呼吸兴奋剂等。

（4）过敏性皮疹：皮疹类型多种多样，以荨麻疹为最常见，有奇痒。也有类似麻疹、猩红热样皮疹，一般在接种后数小时或 1～2 天内出现。有时伴有发热，全身不适等症状。给予抗过敏药物即可缓解，一般预后良好。

（5）血管神经性水肿：个别人可在接种后 1～2 天内，注射局部红肿逐渐扩大，皮肤发亮，严重者水肿可由上臂扩展至手腕部。通常在几天内自行消退，不留痕迹。

第七章 地方病预防与控制

一、地方病概论

由于自然的或人为的原因，地球的地质化学条件存在着区域性差异，如地壳表面元素分布的不均一性，局部地区的气候差别等。这种区域性差异，在一定程度上影响和控制着世界各地区人类、动物和植物的发展，造成了生物生态的区域性差别。如果这种区域性的差异超出了人类和其他生物所能适应的范围，就可能使当地的动物、植物及人群中发生特有的疾病，称之为生物地球化学性疾病，简称为地方病。

生物地球化学性疾病的判定，需要用流行病学方法对人群中某种健康危害的发生率与某种化学元素之间的关系进行研究，要符合下列条件才能作出比较肯定的结论：①疾病的发生有明显的地区性；②疾病的发生与地质中某种化学元素之间有明显的剂量反应关系；③上述相关性可以用现代医学理论加以解释。目前已明确有10余种元素，如碘、氟、砷、硒、钼、钴、铜、镍、铝和硼等，可引起动物和人类的生物地球化学性疾病。其中最典型、分布最广的是地方性甲状腺肿、地方性氟中毒，其他还有地方性的砷中毒、硒中毒和钼中毒。此外，克山病和大骨节病的发病也与地球化学元素具有某些确切的联系。

我国常见的地方病有70种，重点预防的有7种，如缺碘性疾病和氟病。另外，克山病、大骨节病等病因尚未完全肯定，但都有明显的地区性，故也被列入地方病的范围。

二、常见地方病与预防控制

（一）碘缺乏病

碘缺乏病主要是由于机体在不同发育时期摄取碘不足而造成的一组相关疾病，如甲状腺肿、克汀病。我国属此病的严重流行地区，除上海市外的其他各省、市、自治区都有流行，病区人口约3.75亿，占全世界病区人口的47%。缺碘性甲状腺肿累积病人3500万，克汀病现患病人20多万。碘缺乏的严重性在于胚胎期导致脑损伤，据1993年统计，我国智力残疾人有80%（总计800万人）以上是因缺碘造成的。

1. 缺碘地区 调查表明，全球陆地普遍存在缺碘地区，即土壤、饮水和食物都缺碘，造成碘缺乏病世界范围广泛流行。所有的碘化合物都溶于水，碘在陆地上迁移性强。1.5万年前地球演进到第四纪冰川期，冰川融化，将地壳表面富含碘的成熟土壤冲刷入海洋，碘由陆地迁移入海使海洋成为碘的储存库，并造成全球陆地大范围的缺碘环境。高发区多见石灰石、白垩土母岩形成的土壤结构，因其空隙大，碘易随水流失。降雨量集中、地下水位高、地面缺乏植被的地区均易形成缺碘环境。沿海地区，来自海洋上空的碘蒸气随降水补充陆地，缺碘则相对缓解。总之，碘在自然界循环迁移的规律决定了缺碘地区在地球上分布的特征，即山区多于高原、丘陵、半山区，而后者又多于平原，平原内陆则多于沿海。

2. 碘在人体内的代谢　碘是人体必需的微量元素，主要来源于食物，其余来源于水和空气。人体由食物提供的碘几乎占所需碘的90%以上，食物中的无机碘易溶于水形成碘离子。在消化道，碘主要是在胃和小肠被迅速吸收，空腹时1～2小时即可完全吸收，胃肠道有内容物时，3小时也可完全吸收。

甲状腺是富集碘能力最强的组织，24小时内可富集摄入碘的15%～45%。在碘缺乏地区，其浓集能力更强，可达到80%。正常成人体内含碘量约为20～50mg，其中20%存在于甲状腺中。血碘被甲状腺摄取，在甲状腺滤泡上皮细胞内生成甲状腺激素。

碘主要通过肾脏由尿排出，少部分由粪便排出，极少部分可经乳汁、毛发、皮肤汗腺和肺呼气排出。通过乳汁分泌方式排泄的碘，对于由母体向哺乳婴儿供碘有重要的作用，使哺乳婴儿能得到所需的碘。碘的最低生理需要量为每人每天75μg，供给量为生理需要量的2倍，即每人每天150μg。

3. 碘的生理作用　碘是人体维持正常生理活动的必需元素，碘的生理作用主要是通过其在甲状腺合成甲状腺素和三碘甲腺原氨酸来实现的。甲状腺激素是人体正常生理代谢中不可缺少的激素。血液中的甲状腺激素有2%是T3，98%是T4，主要生理功能是促进生长发育、维持正常新陈代谢、影响蛋白质、糖和脂类的代谢、调节水和无机盐、维持神经系统正常功能等。

4. 缺碘的主要临床表现

（1）甲状腺肿：主要为甲状腺肿大。弥漫性肿大的甲状腺表面光滑，有韧性感；若质地较硬，说明缺碘较严重或缺碘时间较长。病人仰头伸颈，可见肿大的甲状腺呈蝴蝶状或马鞍状。早期无明显不适，随着腺体增大，可出现周围组织的压迫症状。

除碘缺乏引起地方性甲状腺肿外，人体摄入过量碘也可引起甲状腺肿。例如，日本早在20世纪40年代即发现高碘性甲状腺肿，后来在北海道沿海居民中调查，长期食用含碘很高的海产品，尿碘很高，但甲状腺激素水平及血碘水平低，有地方性甲状腺肿流行。

（2）克汀病：地方性克汀病根据其临床表现分为神经型、黏液水肿型和混合型三种：①神经型的特点为精神缺陷、聋哑、神经运动障碍，没有甲状腺功能低下的症状；②黏液水肿型的特点为严重的现症甲状腺功能低下、生长迟滞和侏儒；③混合型兼有上述两型的特点，有的以神经型为主，有的以黏液水肿型为主。

5. 诊断与鉴别诊断

（1）甲状腺肿：我国现行的地方性甲状腺肿诊断标准：①居住在地方性甲状腺肿病区；②甲状腺肿大超过本人拇指末节，或小于拇指末节而有结节；③排除甲亢、甲状腺炎、甲状腺癌等其他甲状腺疾病；④尿碘低于50μg/g，甲状腺吸附^{131}I率呈“饥饿曲线”可作为参考指标。

（2）地方性克汀病的诊断标准

1）必备条件：①出生、居住在碘缺乏地区；②有精神发育不全，主要表现在不同程度的智力障碍。

2）辅助条件：①神经系统症状，不同程度的听力障碍、语言障碍和运动神经功能障碍。②甲状腺功能低下症状；不同程度的身体发育障碍；克汀病征象，如傻相、面宽、眼距宽、塌鼻梁、腹部隆起等；甲状腺功能低下表现，如出现黏液性水肿，皮肤、毛发干燥；X 线骨龄落后和骨骺愈合延迟；血清 T4 降低，TSH 升高。

有上述的必备条件，再具有辅助条件中神经系统症状或甲状腺功能低下症状任何一项或一项以上，即可诊断为地方性克汀病。

6. 缺碘对健康危害的机制及其影响因素

（1）危害机制：由于自然地理因素造成的环境缺碘是公认的主要原因。生长在缺碘地区的农作物、动物和人都处于碘缺乏状态。当碘的日摄入量低于 40μg 或水中含碘量 < 10μg/L 时，即可出现碘缺乏病流行。碘摄取不足，可影响甲状腺素合成，造成血液中甲状腺素水平低下，通过下丘脑 - 垂体 - 甲状腺反馈机制，刺激垂体前叶促甲状腺素分泌增加，使甲状腺上皮细胞增生，滤泡增殖，甲状腺体代偿性肿大。在胚胎期及出生后早期的脑发育期，如缺碘，会导致甲状腺激素缺乏，造成大脑不可逆的发育障碍或损伤；孕期严重缺碘可造成胎儿早产、死亡及先天畸形。

（2）影响因素

①膳食因素：不合理膳食，如蛋白质、热量、维生素不足可加重碘缺乏对健康的危害作用。含有氰化物的某些食物，如木薯、玉米、高粱、杏仁等在体内形成的硫氰酸盐可抑制甲状腺浓集碘，促进碘的排出；芥菜、甘蓝、卷心菜、萝卜含硫葡萄糖苷，其水解产物可抑制碘的有机化。硫氰酸盐与硫葡萄糖苷等物质具有促使缺碘而致甲状腺肿的作用，故称为致甲状腺肿物质。

②年龄与性别因素：缺碘可见于任何年龄，但以儿童、青少年为多见，高峰年龄期在 10～30 岁。女性多于男性，特别是在青春期后，女性由于月经、妊娠、哺乳等生理特点需碘量较高，故其患病率保持在较高水平。

③其他因素：环境中其他矿物质不平衡（钙、镁、锰、铁高，硒、钴、钼低）等因素可加重碘缺乏的作用。

另外，克汀病发病的家族聚集性提示对缺碘敏感的遗传素质，故不能排除遗传因素的作用。某些药物如硫脲类、洋地黄等也有致甲状腺肿作用。

7. 预防措施

（1）补碘

①碘盐：食盐加碘是预防碘缺乏病的首选方法，也是简便易行，易于坚持的有效措施。其做法是在食盐中加入碘酸钾等碘化合物，混匀后供食用。我国碘盐加碘浓度为 1/5 万至 1/2 万。碘盐应注意防潮、防晒、密闭保存，以减少碘的挥发损失。

②碘油：碘与植物油化合而成，采用肌内注射或口服方式给药。其优点是长效、快效、副作用小，但投药程序复杂。一般作为替代或辅助措施，如用于重病区育龄妇女，重点预防妊娠前 3 个月（胚胎期）碘缺乏。

③富含碘食物：提倡多食用海带、紫菜、海鱼等海产品，以增加碘的摄入。

（2）防治监测：在进行补碘时，必须同时指明的一点是，碘虽然是必需元素，但决非摄入越多越好。调查发现，盲目或过度补碘在某些地区可引发碘中毒、高碘性甲状腺肿，增加人群中甲状腺功能亢进或低下的发病率。为此，应加强碘盐含碘量、人群发病率的动态变化和外环境碘水平的监测，以及重点患病人群随访。以积累资料、发现规律，指导科学补碘防治。

8. 治疗原则

（1）地方性甲状腺肿：一般来说，在碘缺乏病区，Ⅰ度、Ⅱ度甲状腺肿只要能坚持补碘，可以逐渐好转而无需治疗。

①甲状腺激素疗法：对于补碘后疗效不佳，怀疑有致甲状腺肿物质或高碘性甲状腺肿者可采用激素疗法，以促进肿大腺体恢复。可采用甲状腺片制剂、L－T3（碘赛罗宁）、L－T4 等治疗。

②外科疗法：Ⅲ度以上有结节的甲状腺肿大患者，特别是有压迫症状或怀疑有癌变者可行外科手术，切除肿大的甲状腺组织。

（2）地方性克汀病：黏液水肿型克汀病治疗越早效果越好。一旦发现立即开始治疗，可控制病情发展，减轻或避免日后的神经和智力损害。只要适时、适量地补充甲状腺激素，及时采用“替代疗法”就可迅速收到理想的治疗效果。其他辅助药物可用维生素 A、维生素 D、维生素 B_1、维生素 B_2、维生素 B_6和维生素 C 等多种维生素及钙、镁、锌、铁、磷等多种元素，亦有采用动物脑组织制剂、灵芝及中药等。同时应加强营养，加强智力、生活训练和教育，尽可能使病人在体能、智能及生存能力上都有较大提高。

（二）高氟地区与地方性氟病

地方性氟病是环境中氟元素含量过高，机体长期摄入过多氟而引起的一种慢性中毒性地方病，又称地方性氟中毒。病变主要侵犯骨骼和牙齿，同时累及中枢神经、心血管、胃肠道、肌肉等，是一种全身性疾病。本病流行于高氟地区，分布广泛，遍及世界各地。我国除上海市外，其余各省、市、自治区都有不同程度的流行。据 2000 年统计，全国病区人口达 1.12 亿，分布于 1306 个县，氟斑牙现患者 4067 万人，氟骨症现患者 260 万人。

1. 高氟地区　由于原生地质条件形成的特点，使某些地区的矿层、土壤、天然水源及农作物氟含量富集称为高氟地区。

由于高氟来源的环境介质不尽相同，形成的高氟地区的类型也不同，通常有下列三种类型。

（1）饮水型：此型最为常见，分布最广。氟的化学性质活泼，成矿能力很强，地壳中含氟矿物有近百种。自然界的氟都以化合物形式存在，绝大多数矿物中的无机氟都溶于水，表面迁移能力很强，致使饮水中含氟过量。如富含氟的盐湖、盐渍地、低洼地，岩石矿床区，温泉与地热水地区等。

（2）煤烟型：此型多为高寒山区或气候寒冷、潮湿，烤火期较长的地区，无明显高氟水，但煤炭矿层储量多，且含氟量极高。当地居民习惯用煤火来烘烤雨季收获的粮食、蔬菜以利贮存，并在室内燃煤取暖做饭，由于炉灶敞口又无排烟装置，造成室内空气和食物严重污染。

（3）食物型：此型高氟区不多见，是由于天然食物如井盐、砖茶含氟超量所致。如四川彭水，井盐含氟 203.9mg/kg，砖茶含氟可高达 1175mg/kg，四川甘孜阿坝砖茶含氟 2.76mg/kg，而当地藏民每人每天饮大量（5L）奶茶，故摄入较多的氟。

2. 氟在体内的代谢　一般情况下人体氟主要来源于饮水及食物，少量来源于空气。氟主要经消化道，其次是呼吸道吸收，皮肤虽可吸收少量的氟，但与消化道和呼吸道相比其量甚微。溶解于水溶液中的氟，包括饮水和饮料中的氟，几乎可以全部被消化道吸收，食物中氟 80% 左右可被吸收。环境受到燃煤污染时，空气中含有大量氟化物经呼吸道进入体内。

影响消化道中氟吸收的因素很多，包括氟化物性状、携氟介质、食物成分、个体因素等。一般来说，饮水氟的吸收率高于食物氟，气态的氟化氢很容易被呼吸道黏膜和肺泡吸收，难溶性氟化物则吸收困难。

氟吸收后进入血液，分布于全身各器官组织，主要是硬组织，如骨骼和牙齿等分布较多。氟通过尿液、粪便和汗液等途径排出体外，其中以肾脏排氟的途径最为重要。此外，乳汁、唾液、头发、指甲等也排出微量的氟。

3. 氟的生理作用 氟对人体健康具有双重作用，适量的氟是人体必需的微量元素，而长期大量摄入氟可引起氟中毒。

（1）构成骨骼和牙齿的重要成分：正常人体内含有一定量的氟，主要分布在富含钙、磷的骨骼和牙齿等硬组织中。氟易与硬组织中的羟基磷灰石结合，取代其羟基形成氟磷灰石，后者的形成能提高骨骼和牙齿的机械强度和抗酸能力，增强钙、磷在骨骼和牙齿中的稳定性。此外，适量氟对参与钙磷代谢酶的活性有积极影响，氟缺乏使其活性下降而影响钙、磷代谢，导致骨质疏松。生活在低氟区的居民摄入氟过低可引起骨密度下降及骨质疏松，临床上给以适量氟可收到较好的防治效果。对骨折病人来说，适量氟也有助于骨折愈合。牙齿中含有较高浓度的氟，对于增强牙齿机械强度有一定意义。牙釉质中适量氟使其抗酸蚀能力增强，从而在一定程度上提高抗龋能力，这也是应用氟化物防龋的原因之一。此外，氟在口腔内对细菌和酶的抑制作用可减少酸性物质的产生，且氟与口腔液体中磷酸根、钙离子共同作用，引起釉质表面再矿化等，也是增强牙齿抗龋齿原因。动物饲养给予低氟饲料易发生龋齿而影响进食。

（2）其他：如促进生长发育和生殖功能、对神经肌肉的作用等。

4. 氟中毒的临床表现 氟中毒临床表现为两大方面。

（1）氟斑牙

釉面光泽度改变：釉面失去光泽，不透明，可见白垩样线条、斑点、斑块，白垩样变化也可布满整个牙面。一经形成，永不消失。

釉面着色：釉面出现不同程度的颜色改变，浅黄、黄褐乃至深褐色或黑色。着色范围可由细小斑点、条纹、斑块、直至布满大部分釉面。

釉面缺损：缺损的程度不一，可表现为釉面细小的凹痕，小的如针尖或鸟啄样，乃至深层釉质较大面积的剥脱。轻者缺损仅限于釉质表层，严重者缺损可发生在所有的牙面，包括邻接面，以至破坏了牙齿整体外形。

牙齿发育完成后，发病者不产生氟斑牙，可表现为牙磨损。磨损面可有棕色环状色素沉着、牙剥脱、牙龈萎缩、松动、脱落等表现，多发生在较重病区。

（2）氟骨症

1）症状：氟骨症发病缓慢，患者很难说出发病的具体时间，症状也无特异性。①疼痛：这是最常见的自觉症状。疼痛部位可为1~2处，也可遍及全身。通常由腰背部开始，逐渐累及四肢大关节一直到足跟。②神经症状：部分患者除疼痛外，还可因椎孔缩小变窄，使神经根受压或营养障碍，而引起一系列的神经系统症状，如肢体麻木、蚁行感、知觉减退等感觉异常；肌肉松弛，有脱力感，握物无力，下肢支持躯干的力量减弱。③肢体变形：轻者一般无明显体征，病情发展可出现关节功能障碍及肢体变形。表现为脊柱生理弯曲消失，活动范围受限。④其他：不少患者可有头痛、头昏、心悸、乏力、困倦等神经衰弱症候群表现。也可有恶心、食欲不振、腹胀、腹泻或便秘等胃肠功能紊乱的症状。

2）体征：轻症者一般无明显体征，随着病情的发展，可出现关节功能障碍及肢体变形。体征随临床类型与疾病严重程度而异。①硬化型：以骨质硬化为主，表现为广泛性骨质增生、硬化及骨周软组织骨化所致的关节僵硬及运动障碍、脊柱固定、胸廓固定、四肢关节强直。②混合型：在骨质硬化及骨旁软组织骨化的同时，因骨质疏松、软化而引起脊柱及四肢变形。

（3）非骨相氟中毒：地方性氟中毒非骨相损害中以神经系统损害多见，另有骨骼肌、肾脏等的损害。

5. 地方性氟中毒的诊断

（1）氟斑牙：出生或幼年在氟中毒病区生活，或幼年有长期摄氟过量者，牙齿釉质出现不同程度的白垩样变，伴不同程度缺损和棕黄、棕黑色色素沉着，排除其他非氟性改变者即可诊断为氟斑牙。

（2）氟骨症：生活在高氟地区，并饮用高氟水，食用被氟污染的粮食或吸入被氟污染的空气者；临床表现有氟斑牙（成年后迁入病区者可无氟斑牙），同时伴有骨关节痛，肢体或躯干运动障碍即变形者；X 线表现，骨及骨周软组织具有氟骨症 X 线表现者；实验室资料提示尿氟含量多，超过正常值者。

6. 氟毒作用机制及其影响因素

（1）毒作用机制：正常成人体内含氟 2.6g，主要存在于骨骼和牙齿中，占全身总量的 90%。氟低摄入量处于生理范围内时，对骨和牙齿发育及防龋齿有良好作用。人体内氟 40% 来自食物，60% 来自饮水。氟几乎是唯一能在胃内吸收的元素，吸收率高达 80% ~ 90%，每天吸收 2mg 左右。高氟地区水、食物或空气等含氟量高，长期摄入，氟在体内蓄积可引起慢性中毒。中毒主要机制是：①过量氟进人体内结合血钙生成氟化钙，沉积于牙组织中，使牙釉质矿化不全，不能形成正常的棱晶结构而失去原有的光泽，易沉着色素且质脆、易碎落；②氟化钙的沉积使骨质硬化，密度增加，骨皮质增厚，韧带钙化；③血钙减少，尿磷增加又可诱发甲状旁腺功能亢进，促进溶骨，加速骨吸收。此外，氟在体内与钙、镁结合成难溶化合物，使其难以游离。许多糖代谢酶的激活被抑制，糖酵解与糖原合成途径中断，导致骨营养不良。氟还抑制骨磷酸化酶，造成骨中钙盐的吸收障碍。

（2）影响因素

①摄入量：氟中毒患病率及病情轻重与氟摄入量密切相关。水中含氟 1.6mg/L 时，90% 以上人可发生氟斑牙；当水氟超过 3.0mg/L 时，人群中开始出现氟骨症；如氟的日摄入量超过 6mg，开始出现毒作用；日摄入量为 10 ~ 25mg 时，连续摄入 7 ~ 20 年可发生致残性氟骨症。

②年龄与性别：氟斑牙很少出现在幼儿的乳牙上，而仅发生在恒牙。这是由于氟抑制未萌出恒牙釉质的矿化过程，此发育期在出生后至 6 岁左右（第 3 磨牙除外）。氟斑牙一旦形成，将终生携带。氟骨症多侵犯成年人尤其是青壮年。女性氟骨症多于男性，并以疏松型为主，男性以硬化型多见。

③营养状况：膳食中蛋白质、钙、维生素 B_1、维生素 C、维生素 A、维生素 D 缺乏时，机体对氟的敏感性增高。

7. 预防措施 预防地方性氟病的根本措施在于控制氟来源、减少氟摄入量和促进氟的排出。

（1）改水降氟：①改用低氟水源，寻找和开凿含氟低的深井水或开渠引入低氟的地面水；②饮水除氟，采用明矾、氯化铝等化学药物法或骨灰法、电渗析法等物理方法，以降低饮水中的氟含量。

（2）改良炉灶、更换燃料：要改变落后的燃煤方式，加强排烟措施，减少室内空气氟污染。不用或少用高氟劣质煤，改用其他燃料。

（3）控制食物氟污染：改良食物干燥方法，可用烤烟房或火坑烘干，避免烟气直接接触食物。

（4）综合措施：改造盐碱土壤、疏通河道、植树造林，以减少氟化物积蓄。多食用肉、蛋、奶、豆制品和新鲜果蔬，增强体质和抗氟能力。

8. 治疗措施 目前尚无特效治疗方法，主要采取减少氟的摄入和吸收、促进氟的排泄、拮抗氟的毒性、增强机体抵抗力及适当的对症处理等综合措施。如合理调整饮食和推广平衡膳食，用钙剂和维生素 D、氢氧化铝凝胶、蛇纹石等方法；对氟斑牙采用涂膜覆盖法、药物脱色法（过氧化氢或稀盐酸等）、修复法等措施。对已发生严重畸形者，可进行矫形手术；对因有椎管狭窄而出现脊髓或马尾神经受压的氟骨症患者，应进行椎板切除减压。氟骨症的对症疗法主要是止痛，对手足麻木、抽搐等症状可给予镇静剂。

第八章　社区卫生保健

第一节　社区卫生保健的概念

社区是以地理界限划分的、有组织的社会实体。社区的构成可概括为五个要素：人群、地域、生活服务设施、特有的文化背景、生活方式和认同意识、一定的生活制度和管理机构。社区作为人们生活和社会活动的地域，它不仅产生了衣、食、住、行、婚育的需要，而且产生了防病、治病的需要。

社区卫生保健又称社区卫生服务，即由卫生及有关部门向居民提供的预防、保健、医疗、康复等一切卫生保健活动的总称。社区卫生服务是人类社会为生存而兴办的互助活动，即社区服务中的一种最基本、最普通的常用形式。根据社区居民的需求和世界各地的运行方式，社区卫生服务是由全科医生为主体的卫生组织或机构所从事的一种社区定向的卫生服务。它是在政府领导、社区参与、上级卫生机构指导下，以基层卫生机构为主体，全科医师为骨干，合理使用社区资源和适宜技术，以人的健康为中心、家庭为单位、社区为范围、需求为导向，以妇女、儿童、老年人、慢性病人、残疾人、低收入人群等为重点，以解决社区主要卫生问题、满足基本卫生服务需求为目标，融预防、医疗、保健、康复、健康教育、计划生育技术等为一体的，有效、经济、方便、综合、连续提供的基层卫生服务。社区卫生服务是现代医学服务模式转变的一个重要标志。

社区卫生保健的内容非常广泛，大致可分为以人群为中心的预防、保健、康复工作和以个体为中心的医疗服务。其主要工作包括：计划生育、计划免疫、健康检查、健康指导与健康教育、精神卫生及心理卫生服务、妇幼保健、老年保健、临终关怀、社区康复、常见病的诊断和治疗等。

社区卫生保健是顺应医学模式转变和整体医学观在医学实践中的具体体现，也是我国卫生工作的一项长远战略措施。研究我国的社区卫生服务需求和卫生保健服务利用，加快卫生服务社区化进程，将对社会经济发展和提高社区人群健康水平起到重要的促进作用。

第二节　社区卫生保健的特征

一、以基层卫生保健为主要内容

社区卫生服务，应该在充分了解社区居民的主要健康问题基础上，提供基本医疗、预防、保健、康复服务。

二、提供综合性服务

社区卫生服务的服务对象不分性别和年龄，既包括病人，也包括非病人；其服务内容包括健康促进、疾病预防、治疗和康复，并涉及生理、心理和社会文化各个方面；其服务范围包括个人、家庭和社区，是一种综合性的服务。

三、是一种持续性服务

社区医疗保健人员对所辖社区居民的健康负有长期的和相对固定的责任。因此，就人生阶段而言，从围产期保健开始到濒死期的临终关怀；从健康危险的监测，到机体出现功能失调，疾病发生、发展、演变、康复的各阶段；就各种健康问题而言，包括新旧问题、急性和慢性问题；就服务过程而言，包括病人住院、出院或请专科医师会诊等不同时期，为社区居民提供连续性服务。

四、进行协调性服务

协调性服务是社区医生应该掌握的基本技能之一。社区医生应当掌握各级、各类医疗机构和专家，以及社区家庭和社区内外的各种资源情况，并与之保持经常性的良好关系，以协调各专科的服务，为居民提供全面深入的医疗服务。

五、提供可及性服务

可及性既包括时间上的方便性、经济上的可接受性和地理位置上的接近性，也包括心理上的亲密程度。社区医生既是医疗卫生服务的提供者，也充当其服务对象的朋友和咨询者的角色，并是社区成员之一，为社区居民提供经济而周到的医疗保健服务。

第三节　社区卫生保健的组织实施程序

社区卫生保健是以一定区域内居民为目标的长期性、连续性及责任性的综合卫生服务，是以团队服务的方式组织实施的。其必须有严密、科学的组织措施，并按一定的实施程序进行。

一、社区诊断

社区诊断是指在开展社区卫生服务之前，对社区居民健康状况、环境状态、社区资源、卫生保健需求及影响因素等，认真地进行调查分析并作出诊断的过程。正确、完整的社区诊断是“社区卫生保健工作发展周期”中的一个重要环节，也是制定社区卫生规划的基础。

二、社区卫生规划

社区卫生规划是指根据社区诊断结果及所获得的信息，确定预期达到的社区卫生指标，并制订实现卫生目标的策略和具体措施等。卫生规划是一项科学性、政策性、指导性很强的管理活动，不仅要注意卫生系统内部的制约及外部因素的影响，而且要有科学态度并充分考虑社区的实际情况。针对影响社区居民健康的主要问题，确定卫生工作的重点、目标和量化指标等。

三、社区卫生机构的设置与布局

社区卫生机构的设置与布局，往往是以原有卫生机构为基础，进行结构和功能的调整，赋予社区卫生保健的功能，以有利于社区服务的开展和落实。

我国的三级医疗预防保健网：第一级为街道卫生院或农村卫生室负责实施地段内的初级卫生保健，遇有疑难重症则请上级医疗预防单位会诊或转诊；第二级为区级医院或乡卫生院，负责初级卫生保健工作的组织、检查和疫情处理，以及一些必要的专科服务等；第三级为市、县级医院等形成的社区服务技术指导处理与培训中心，并负责社区转来的疑难重症诊治等。

四、社区卫生人员的组成与职责

社区卫生保健团体主要有全科医生或家庭医生为主的初级卫生保健医生，提供以门诊为主的全科医学服务并全面负责技术服务指导工作。社区护士和保健医生的主要职责，是以家庭为重心的护理、保健服务；社区助产士，负责社区的妇幼保健工作。

五、建立居民健康档案

居民健康档案是记录有关居民健康资料的系统化文件，包括病历记录、健康检查记录、保健卡片及个人和家庭的一般情况记录等。居民健康档案在医学教育、科研服务及司法工作等方面都占有重要的地位。

完整的居民健康档案应包括：①个人健康档案，即以问题为中心的个人健康问题记录和以预防为导向的周期性健康检查记录等；②家庭健康档案，即家庭的基本资料、家系图、家庭评估资料、家庭主要问题目录及问题描述、家庭资源等；③社区健康档案，即社区人口资料、居民健康状况、卫生资源和卫生服务等诸多调查分析资料汇总，涵盖个人、家庭和社区三个层次的健康档案。

建立居民健康档案是开展社区卫生保健的前提和最基础性的工作，对开展社区卫生服务和管理至关重要。为了满足随时、快速查询及补充的需要，最好采用计算机管理。

六、社区卫生保健评价

社区卫生保健评价是总结经验、吸取教训、改进工作的系统化措施。在卫生计划实施过程中及计划完成后，都应进行工作评价。对实施过程中出现的问题，应随时进行评价并对计划作出必要的修订和调整，以保证计划目标的实现。在计划完成后，应对卫生计划的适宜程度、足够程度、进度、效果、效率和影响等作出评价，以便为制订下一步卫生计划时提供借鉴。

下篇　免疫与病原生物学基础知识

第九章　免疫学基础

第一节　免疫的概念

一、免疫及医学免疫学的概念

传统免疫概念认为，免疫是机体对病原微生物感染的抵抗力，即抗感染免疫；免疫也成为微生物学的一部分。随着对免疫机制研究的深入，人们发现许多与感染无关的现象，如血型不符引起的输血反应、器官移植后的排斥现象等都应属于免疫的现象，但不是因为感染造成的，从而出现了现代免疫的概念。现代免疫指机体识别“自己”与“非己”，并排除“非己”的抗原性异物，以维持机体生理平衡和稳定的功能。免疫概念的变化使免疫学研究和应用范畴得以大大拓宽。

医学免疫学是研究机体免疫系统组成、结构及功能，免疫应答发生机制，以及在疾病诊断与防治中应用的一门学科。

二、免疫功能及表现

免疫的功能主要表现，见表9－1。

表9－1　　免疫功能及表现

免疫功能	正常表现	异常表现
免疫防御	对病原体等非己抗原识别、清除	超敏反应（高）；免疫缺陷病（低）
免疫稳定	对自身衰老及损伤细胞识别、清除	自身免疫病（失调）
免疫监视	对突变细胞识别、清除	易患肿瘤（低）

第二节　免疫后果及类型

机体的免疫功能由免疫系统完成，在免疫过程中参与的器官、组织、细胞和分子等互相协调，互相制约。当免疫功能正常时，对正常自身成分产生免疫耐受，对非己异物进行排斥，对机体有利；当免疫功能异常或失调时，可致超敏反应、自身免疫病、免疫缺陷病、肿瘤等，造成对机体不利的后果。

根据免疫形成机制的不同，通常将人体免疫分为两类：①固有（天然）性免疫：是机体在种系及进化过程中逐渐建立起的一系列防御机能，可经遗传得到，没有特殊针对性，能非特异性阻挡病原体，又称非特异性免疫，通常在早期抗感染中发挥作用。其参与成分包括人体各种生理屏障、吞噬细胞及杀伤性细胞、体液中天然抗微生物物质等；②适应（获得）性免疫：是机体在生活过程中，接触非己抗原或被动得到免疫效应物质获得的具有针对性的免疫力。其能特异性识别及清除非己抗原，又称特异性免疫，通常在感染晚期发挥作用。参与并发挥免疫效应的物质主要有各种淋巴细胞、抗原提呈细胞及各种免疫分子。

第三节　抗　原

一、概念

抗原（Ag）指能与淋巴细胞表面抗原受体结合，导致其增殖、分化，产生免疫效应物质（抗体或效应淋巴细胞等），并能与相应免疫效应物质在体内外特异性结合的物质，机体的免疫就是针对抗原而产生的。

抗原分子通常具备两种基本特性：①免疫原性，指抗原分子刺激机体产生针对自己免疫效应物质的性能；②免疫反应性，又称抗原性，指抗原分子能在体内外与相应免疫效应物质特异性结合，发生免疫反应的性能。我们把既具有免疫原性又具有免疫反应性的物质称为完全抗原，只具有免疫反应性的物质称为半抗原，半抗原与蛋白质等载体结合可以转变为完全抗原。

二、抗原的性质

1. 异物性　异物性是指抗原分子与机体组织间化学结构的差异性。差异越大，免疫原性越强。异物性是抗原的核心。具有异物性的物质主要包括：①异种物质：异种物质与机体种属关系越远，化学结构差异越大，免疫原性亦越强；②同种异体（型）物质：同种但不同个体间组织结构存在某些方面差异，具有异物性；③自身成分异常：各种原因导致自身正常组织结构发生改变或胚胎期隐蔽的自身组织成分暴露也可致异物性形成。

2. 抗原的特异性　抗原与淋巴细胞或免疫效应物质结合具有高度特异性，特异性是免疫应答最重要的特点，也是免疫学理论用于临床诊断及防治的重要依据。抗原特异性即是抗原特性的针对性，专一性，表现在免疫原性及免疫反应性两方面。即某一抗原只能刺激机体产生针对自己的免疫效应物质，也只能与针对自己的免疫效应物质结合，发生免疫应答。决定抗原特异性的物质基础是抗原表面的决定基，抗原决定基是指存在于抗原分子中决定抗原特异性的特殊化学基团。由于其大多位于抗原表面，故又称表位。抗原决定基通常由 5 ~ 15 个氨基酸或 5 ~ 7 个多糖残基或核苷酸组成。

3. 共同抗原与交叉反应 天然抗原表面结构复杂，决定基种类繁多，各具特异性。有时，不同抗原分子表面也会出现相同或相似的决定基，称为共同抗原。存在于同一种属或近缘种属物质的共同抗原称类属抗原；存在于不同种属生物体间的共同抗原又称为异嗜性抗原。共同抗原刺激机体产生的抗体，可与另一抗原上的共同抗原结合发生反应，称交叉反应。

交叉反应的意义有：某些微生物结构与人体组织细胞有共同抗原，当人被这些微生物感染时，因交叉反应而诱发病理性免疫，造成疾病；在免疫诊断中，因交叉反应造成结果判断的混乱。有时也可利用不同微生物间的异嗜性抗原，用一种微生物代替另一种微生物进行传染病诊断，如外斐反应中用变形杆菌代替立克次体做立克次体病的诊断。

三、医学上重要的抗原

（一）异种抗原

1. 病原生物及代谢产物 细菌、病毒、寄生虫等结构及化学组成很复杂，有较强的免疫原性，如细菌有菌体抗原、荚膜抗原、鞭毛抗原等。可据此用免疫学方法对细菌进行分型或辅助诊断。同时，他们自然感染人体或人工处理制得弱毒或无毒的疫苗，给人预防接种后，人体可获得对它们的特异性免疫力。

外毒素是某些细菌合成并分泌的有毒蛋白质，毒性及免疫原性均很强。人体感染后，一方面可致严重疾病，另一方面还可刺激产生相应抗体（抗毒素）。用0.3% ~0.4%甲醛处理外毒素，使其失去毒性保留免疫原性成为类毒素，可用于预防由外毒素引起的疾病。儿童计划免疫接种的疫苗中就有白喉及破伤风类毒素。

2. 动物免疫血清 用类毒素免疫马，再取马血清制成的，用于紧急预防和治疗细菌外毒素引起疾病的抗毒素血清。

（二）同种异型抗原

来自同一种属不同基因型个体细胞表面表达的不同抗原物质，称为同种异型抗原，如人类红细胞抗原和人类白细胞抗原（HLA）。

1. 人类红细胞血型抗原 包括ABO血型抗原和Rh血型抗原，血型不同的个体之间，由于血清中天然ABO血型抗体的存在或Rh血型阴性者反复接受Rh阳性者血液及母胎间Rh血型不合，可发生病理性免疫，引起溶血反应。

2. 主要组织相容性抗原 又称人类白细胞抗原（HLA）。该抗原型别极多，在不同个体间差异较大，是人体内最复杂的同种异型抗原。HLA参与机体免疫应答及调节，是导致异体器官移植失败的主要原因，也与某些疾病发生有关。

（三）自身抗原

正常情况下机体免疫系统对自身正常组织产生免疫耐受，不发生免疫应答。但某些情况可致免疫耐受消失，使自身组织成为抗原，引起自身免疫病。

1. 隐蔽的自身组织的暴露 凡与血流隔绝及胚胎期未与机体免疫系统接触过的自身组织，对自身机体有免疫原性，如晶状体蛋白、甲状腺蛋白、脑组织、男性精子等。由于各种原因使它们进入血流，会成为自身抗原。

2. 改变结构的自身组织 机体在各种因素（感染、电离辐射、药物等）作用下，可致自身正常组织结构发生改变，或隐蔽的抗原决定基暴露，或形成新的功能性决定基，成为自身抗原。

（四）异嗜性抗原

异嗜性抗原指存在于不同种属关系生物体间的共同抗原。如A族溶血性链球菌与人体肾小球基底膜、肌组织间存在异嗜性抗原。少数人感染该菌后，因交叉反应而引起肾小球肾炎、风湿热等。

（五）肿瘤抗原

肿瘤抗原是机体某些细胞在恶变过程中出现的具有免疫原性的大分子物质的总称。

1. 肿瘤特异性抗原 只在某种肿瘤细胞表面特异表达，而正常组织或其他肿瘤细胞不表达的特异性抗原，如结肠癌、乳腺癌、黑色素瘤等肿瘤细胞表面出现的特异性抗原。

2. 肿瘤相关抗原 不是肿瘤细胞所特有，正常细胞表面也可微量表达，当细胞恶变时会明显增高的抗原。

第四节 免疫器官

免疫器官主要由淋巴器官及淋巴组织组成。根据功能不同，分为中枢免疫器官和外周免疫器官。

中枢免疫器官是免疫细胞产生、增殖、分化和成熟的场所，主要包括胸腺、骨髓、腔上囊。胸腺是T淋巴细胞分化、成熟的重要场所，骨髓和禽类的腔上囊是B淋巴细胞分化、成熟的场所，对外周免疫器官发育、免疫功能调节起重要作用。

外周免疫器官包括淋巴结、脾脏及黏膜相关淋巴组织。它们是T、B淋巴细胞定居、进一步成熟和接受抗原刺激并产生适应性免疫应答的部位，也是血液中淋巴细胞进入淋巴系统，完成淋巴细胞再循环的主要场所。

免疫分子指各种免疫细胞及相关细胞合成并分泌的多种分子产物。有的是释放到免疫细胞外发挥免疫作用的分泌型蛋白质分子，如免疫球蛋白分子、补体分子、细胞因子等；有的是表达在免疫细胞表面的膜蛋白分子，如HLA分子、CD分子等。它们在机体免疫应答过程中发挥着极为重要的作用。

第五节 抗体与免疫球蛋白

抗体（Ab）是B细胞接受抗原刺激后，增殖、分化为浆细胞所分泌的，能与相应抗原特异性结合的球蛋白。

免疫球蛋白（Ig）是指具有抗体活性或化学结构与抗体相似的球蛋白。

Ig分子可分为IgG（γ）、IgA（α）、IgM（μ）、IgD（δ）、IgE（ε）。机体受抗原刺激后产生的抗体可以有多克隆抗体和单克隆抗体。

1. 多克隆抗体 细胞克隆是指由抗原刺激一株细胞增殖成的单一的无性细胞群体。

每种天然抗原物质表面同时具有多种表位，每种表位可刺激一个B细胞克隆合成分泌一种特异性抗体，人体内有千万个B细胞克隆，可合成出千万种特异性抗体。早年给人预防接种或用抗原免疫动物，制备的免疫血清，因使用的抗原成分复杂，含有多种抗原表位，使体内多个B细胞克隆参与反应，合成的是多种类抗体的混合物，故称多克隆抗体（pAb）。这类抗体针对性不强，使用不便为第一代抗体。

2. 单克隆抗体　针对单一抗原表位，由一个B细胞克隆合成并分泌的抗体叫单克隆抗体（mAb）。20世纪70年代产生的细胞融合技术，将小鼠脾脏B细胞与小鼠骨髓瘤细胞在体外进行融合，得到了保留骨髓瘤细胞和B细胞主要特性的杂交瘤细胞。该细胞既可人工培养，无限增殖，又能针对单一抗原决定基产生特异抗体。

单克隆抗体具有高度特异性、结构高度均一性、高效价、高产量、少或无交叉反应等优点。其现已广泛用于医学及生物学各领域，在免疫学诊断中常用于检测各种抗原、受体、激素、细胞因子、神经介质等；将mAb与抗癌药、放射性同位素、毒素等偶链，制成生物导弹治疗肿瘤，为第二代抗体。

第六节　补体系统

一、补体系统的概念、组成与性质

补体（C）是指存在于正常人和动物体液中的具有酶活性及免疫功能的一组球蛋白。因其能补充及协助抗体完成免疫作用，故名补体。

补体系统包括多种固有成分及参与激活调控的因子。

1. 补体固有成分　按发现的先后顺序命名为C1、C2、C3……C9，其中C1含3个亚单位，分别称为C1q、C1r、C1s；甘露聚糖结合凝聚素（MBL）；B因子、D因子、P因子。

2. 参与补体激活调节的成分　C1抑制物、C4结合蛋白、I因子、H因子、膜辅助蛋白、促衰变因子、同种限制因子等。

3. 补体受体　如C3R、C1qR。

补体约占血清球蛋白总量的10%，大多是β球蛋白，少数为γ及α球蛋白。

补体性质很不稳定，多种理化因素均可使其破坏，如机械振荡、紫外线、强酸碱等，均可使其失去活性；对热敏感，56℃30分钟大部分可丧失活性，用加热去除血清中的补体，称为灭活血清。血清灭活补体后，用于血清学试验时可减少因补体造成的干扰。

补体成分裂解后产生的片段，通常用a、b表示，如C3a、C5a、C3b等。在表示已被激活的补体成分或复合物时，可在数字及英文代号上方加一短横线表示，如C5b6789、C4b2b、C1等。

绝大多数补体固有成分以无活性酶原形式存在于机体内，可在某些因素激活下，经一系列酶促反应，转变为具有酶活性的成分，同时表现多种生物学作用。补体激活途径包括经典激活途径、MBL途径及替代途径。

二、补体的生物学作用

补体是机体发挥免疫防御和免疫稳定作用必不可少的免疫分子，其被激活后可表现多种生物学作用。补体作用的后果对机体有二重性：如帮助抗体清除入侵体内的病原微生物等，对机体有利；如帮助破坏红细胞、白细胞等正常细胞，对机体则有害。

（一）溶解细胞作用

补体激活后形成的攻膜复合物（MAC）能导致抗原－抗体复合物中的抗原细胞溶解。补体对革兰阴性菌、支原体及有包膜的病毒、异体红细胞和血小板破坏作用强；对革兰阳性菌细胞壁因含脂类少，作用较弱。

（二）调理吞噬及免疫黏附作用

补体的调理作用是：抗原表面的 C3b 与吞噬细胞表面的 C3b 受体（CR1）结合，调理抗原与吞噬细胞位置，促进吞噬抗原作用；抗原表面的 C3b 和 C4b，能黏附表面具有补体受体（CR1）的红细胞或血小板，经血流将抗原带到肝脏被破坏，此为免疫黏附作用。

（三）炎症介质作用

C3a、C5a、C5b67 有趋化作用，可吸引吞噬细胞向抗原部位集中。C3a、C5a 又可促进肥大细胞、嗜碱性粒细胞等释放组胺等血管活性介质，增加毛细血管通透性，使平滑肌收缩，有利于吞噬细胞游出血管，清除抗原。同时也可引起局部水肿等炎症反应。

第七节　细胞因子

一、细胞因子的概念及分类

细胞因子是由多种细胞分泌的具有生物活性的小分子蛋白质，是不同于免疫球蛋白及补体的另一类分泌型免疫分子。依来源不同，其可称为淋巴因子、单核因子；依结构和功能差异，可分为白细胞介素、干扰素、肿瘤坏死因子、集落刺激因子、生长因子及趋化性因子等。

二、细胞因子的生物学作用

（一）介导非特异性抗感染及抗肿瘤

细胞因子可通过参与非特异性免疫，发挥抗感染和抗肿瘤作用。如 IFN 可刺激正常细胞合成抗病毒蛋白质，干扰病毒在细胞内复制；IL－15、IL－12 是重要的抗病毒细胞因子；TNF 有直接抑制病毒及肿瘤细胞生长作用；有的细胞因子还可间接作用于 NK 或 LAK 细胞，增强它们的抗感染及抗肿瘤作用。

（二）介导及调节特异性免疫应答

多种细胞因子参与特异性免疫功能的完成，同时参与对此功能的正负调节作用。如多种 IL、TNF、IFN 可增强机体细胞免疫及体液免疫功能，同时调节 T、B 淋巴细胞活化及增殖，也调节免疫细胞对抗原的清除能力；IL－4、IL－10 能抑制巨噬细胞活化，抑制 CTL 分化及 TNF－β、IFN－γ 的产生，起负调节作用。

（三）刺激造血

多种刺激造血的细胞因子，在免疫应答过程中不断刺激造血干细胞生长、分化以补充免疫过程中的消耗。

（四）调节炎症反应

部分细胞因子可增强炎症作用。如IL－1可刺激下丘脑体温调节中枢引起发热，也促使肝脏分泌C－反应蛋白，引起急性炎症；IL－8、TNF－α有趋化作用并能诱导炎症细胞释放前列腺素、溶酶体酶等加重炎症反应；IFN－α/β、IFN－γ、IL－4及IL－10等，也参与对炎症反应的抑制作用。

第八节　免疫细胞

免疫细胞是指参与免疫反应的所有细胞的总称，包括参与固有性免疫应答及适应性免疫应答的各种细胞。

免疫细胞可分为免疫活性细胞（识别抗原后可以发生活化、增殖分化并能发挥免疫效应的细胞，主要有T、B淋巴细胞）、抗原提呈细胞（能加工、处理抗原、表达抗原肽－MHC复合物，启动免疫应答的细胞，主要包括单核－巨噬细胞、树突状细胞、并指细胞和朗格汉斯细胞等）、其他免疫细胞如各种粒细胞、肥大细胞、红细胞、上皮细胞等三大类。

第九节　固有性免疫应答

免疫应答指机体针对抗原性异物所发生的一系列排异反应的过程。体内免疫应答有两种类型，即固有（非特异）性免疫应答及适应（特异）性免疫应答。机体一旦遭受病原微生物的侵袭或抗原的刺激，首先由固有性（非特异性）免疫应答迅速发挥防御及清除作用，但不能被完全清除，之后，机体则启动适应性免疫应答，从而更有效地彻底清除病原体。

免疫应答是机体在长期种系发育及进化过程中逐步建立起来的一系列防御机能，是由遗传而得到的生理防御机能，亦称天然免疫。其特点是：①人人生来就有，受遗传基因控制，能遗传给后代，故又称先天性免疫；②强弱有个体差异，有种属特异性；③无特殊针对性，对大多数病原体均有防御作用，故又称非特异性免疫；④无记忆性。固有性免疫主要在感染早期发挥重要作用。

一、人体的生理屏障及作用

1. 皮肤黏膜屏障　人体体表被覆的皮肤和腔道表面被覆的黏膜，是人体阻止外源性抗原入侵的第一道天然屏障。其屏障作用可通过以下方面得以实现。

（1）机械阻挡作用：如皮肤的多层扁平细胞、黏膜的单层柱状细胞、鼻黏膜的鼻毛及呼吸道黏膜细胞表面的纤毛均能阻挡病原微生物的入侵。

（2）化学分泌作用：皮肤汗腺与皮脂腺分泌的乳酸及脂肪酸，不同部位的黏膜腺体分泌的溶菌酶、胃酸、蛋白酶等对多种病原体均有不同程度的阻止生长及破坏作用。

（3）正常菌群的拮抗作用：机体各部位分布的正常菌群正常时，非致病菌生长占优势，对致病菌有很强的制约作用。

2. 血脑屏障 存在于血液与脑组织之间，主要由脑毛细血管内皮细胞层的致密结构及血管外小胶质细胞构成的天然屏障。阻挡病原体及其毒性代谢产物从血流进入脑组织或脑脊液，以保证人体中枢神经系统正常发育。婴幼儿的血脑屏障发育尚未完善，故易发生脑膜炎、脑炎等病症。

3. 胎盘屏障 由胎儿绒毛膜与母亲子宫内膜的基蜕膜共同组成，也称血胎屏障。正常情况下，其可阻止母体中病原微生物及有害物质通过胎盘进入胎儿体内，防止胚胎期感染。在妊娠前3个月内，因胎盘屏障发育尚不完善，母体血液中的病原体可经胎盘侵犯胎儿，干扰其正常发育，造成畸形甚至死亡、流产。

二、吞噬细胞及NK细胞等的作用

吞噬细胞包括血中的单核细胞和组织中的巨噬细胞及外周血中的中性粒细胞。病原菌突破皮肤和黏膜屏障侵入组织后，首先被已聚集到病原体所在部位的吞噬细胞吞噬、消灭。病原菌一旦侵入血流或其他器官，再由血液、肝、脾等处的吞噬细胞继续进行吞噬杀灭。

三、体液抗微生物因素

正常体液和组织液中含有多种可杀伤或抑制微生物的物质，主要有以下几种。

1. 补体 已结合抗原的IgG、IgM等可经三条途径活化补体，使之产生多种生物活性产物，通过多种方式导致抗原细胞溶解、破坏。

2. 溶菌酶 广泛分布于血清、唾液、泪液、尿液等多种外分泌液中的小分子多肽，通过作用于革兰阳性菌的细胞壁肽聚糖，使之裂解而发挥溶菌作用。革兰阴性菌在少量肽聚糖外因有一层脂蛋白外膜保护，故对其不敏感。

3. 防御素（HNP） 主要存在于中性粒细胞内的嗜天青颗粒中，为一类富含精氨酸的小分子肽。现已发现有四种，其主要杀伤胞外感染的微生物。

机体在对入侵的抗原异物进行固有性免疫应答的同时，适应性免疫很快开始，其建立在固有性免疫的基础之上，适应性免疫过程中产生的免疫效应分子（抗体、补体及细胞因子等）又可加强固有性免疫应答，二者相辅相成，共同维持机体内环境的平衡和稳定。

第十节　适应性免疫应答

一、适应性免疫应答的概念

适应性免疫应答是指T、B淋巴细胞对抗原识别、自身活化、增殖、分化，进而表现出一系列生物学效应的全过程，即抗原进入机体，通过APC的摄取、加工、处理，再提呈给T、B淋巴细胞，并使之活化，产生免疫效应物质，导致的一系列排异效应。

二、适应性免疫应答的类型

适应性免疫应答可根据机体对抗原刺激的反应状态，分为正免疫应答和负免疫应答。正常时，机体对非己抗原产生排异效应，表现为正免疫应答，如抗感染免疫和抗肿瘤免疫；对自身组织产生免疫耐受，表现为负免疫应答（特异性无应答）。两者均为生理性免疫应答。在某些异常情况下，免疫应答可引起自身耐受消失而出现自身免疫病，或某些原因造成免疫功能缺陷，使机体抗感染、抗肿瘤免疫力降低，造成有害结果。根据参与适应性免疫应答的细胞类型和效应机制的差异，分为 B 细胞介导的体液免疫应答和 T 细胞介导的细胞免疫应答。

三、适应性免疫应答的基本过程

适应性免疫应答是由多种免疫细胞和细胞因子相互作用，共同完成的复杂生理过程，为便于理解，可人为将其分为三个阶段。

1. 抗原提呈与识别阶段　这是 APC 吞噬、加工、处理、提呈抗原和 T、B 淋巴细胞识别抗原的阶段。

2. 活化、增殖、分化阶段　这是 T、B 淋巴细胞识别并接受抗原刺激后，活化、增殖、分化阶段。在多种细胞因子作用下，B 细胞分化为浆细胞，T 细胞分化为致敏（效应）淋巴细胞，并分泌免疫效应物质。有部分淋巴细胞中途停止分化，成为记忆细胞（T_M、B_M）。

3. 效应阶段　这是 T、B 淋巴细胞分泌免疫效应物质，发挥体液免疫效应和细胞免疫效应的阶段。

四、B 细胞介导的体液免疫应答

体液免疫应答是 B 细胞接受抗原刺激后转化为浆细胞，分泌抗体所发挥的适应性免疫效应。

初次应答是抗原物质第一次刺激机体引起的免疫应答。其特点有：①潜伏期长，通常需要经过一定的潜伏期（1～2 周）血清中才出现特异性抗体；②抗体效价低；③在体内维持时间较短；④先产生 IgM，随后产生 IgG，主要为低亲和力的 IgM 类抗体，免疫效果差。

再次应答或称回忆应答，是机体再次接触相同抗原时所发生的免疫应答。其特点有：①潜伏期短，机体受到相同抗原的再刺激后 1～2 天，血清中抗体即可出现；②抗体效价迅速提高；③抗体在体内维持时间较长，可维持数年；④抗体类型主要为 IgG 类高亲和力抗体，免疫效果增强。

体液免疫应答的生物学作用如下。

1. 细胞外抗感染作用　对细胞外寄生的各种病原体可通过激活补体发挥溶细胞作用，也可经 IgG 和补体 C3b 调理吞噬作用促进吞噬细胞的吞噬效应，以及由 IgG 调动 NK 细胞通过 ADCC 杀伤肿瘤细胞及病毒感染细胞。

2. 中和作用　抗毒素可作为中和抗体与病毒或外毒素结合以减轻病毒侵入易感细胞和外毒素的毒性作用。

3. 免疫病理损伤 在某些情况下，抗体还参与免疫病理损伤，如参与Ⅰ、Ⅱ、Ⅲ型超敏反应及某些自身免疫性疾病发生。

五、T 细胞介导的细胞免疫应答

细胞免疫应答是指在抗原刺激下，T 细胞转化成为效应 T 细胞发挥特异性免疫效应的过程。通常由 TD 抗原诱发，其应答过程与 B 细胞介导的体液免疫应答过程基本相似。参与细胞主要包括：①抗原提呈细胞；②$CD4^{+}$ TH0 细胞；③效应 T 细胞。

细胞免疫应答的生物学效应如下。

1. 细胞内抗感染作用 效应 CTL 的作用主要针对胞内感染的病原体，如结核分枝杆菌、麻风分枝杆菌、伤寒沙门菌、病毒、真菌及某些寄生虫等。

2. 抗肿瘤作用 效应 CTL 可特异性杀伤带有相应抗原的肿瘤细胞。多种细胞因子，如 TNF、IFN、IL－2 等既是效应分子，又可活化、增强 Mφ 细胞、NK 细胞、LAK 细胞的抗肿瘤作用。

3. 免疫损伤作用 效应 T 细胞可参与Ⅳ型超敏反应、移植排斥及某些自身免疫病的发生和发展过程，造成免疫损伤。

第十一节 超敏反应

超敏反应指已致敏机体再次接触相同变应原后发生的，伴有组织损伤或生理功能紊乱的特异性免疫应答，又称变态反应，属于异常或病理性免疫应答。

超敏反应能否发生应与两方面因素有关：①变应原：引起超敏反应的抗原物质称为变应原或过敏原，其可以是完全抗原（如病原微生物、寄生虫、异种动物蛋白和花粉等），也可以是半抗原（如药物等）；②机体的免疫状态：接触变应原的人群中仅有少数人发生超敏反应，这部分人属于过敏体质，有遗传倾向性。

根据发生机制及临床特点，超敏反应可分为四型，即Ⅰ、Ⅱ、Ⅲ、Ⅳ型。Ⅰ～Ⅲ型为抗体参与的体液免疫反应，可经血清被动转移；Ⅳ型由 T 细胞介导，为细胞免疫反应，可经致敏 T 细胞被动转移。

一、Ⅰ型超敏反应

Ⅰ型超敏反应又称过敏反应，主要由 IgE 抗体介导，是最常见的一类超敏反应。其特点是：①发作快，消退也快，可逆性强，为典型速发型超敏反应；②无明显组织细胞损伤，主要出现生理功能紊乱；③有明显个体差异和遗传倾向。

（一）发生机制

1. 参与反应的成分

（1）变应原：①吸入性变应原：如植物花粉、真菌孢子、螨、动物皮屑及纤维织物等；②食物性变应原：如牛奶、鸡蛋、鱼、虾、蟹、食物添加剂等；③药物：如青霉素、磺胺、普鲁卡因等；④异种动物血清：如人工制备抗毒素等。

（2）抗体：参与的抗体主要是 IgE。

（3）参与细胞：主要有肥大细胞、嗜碱性粒细胞及嗜酸性粒细胞。肥大细胞及嗜碱性粒细胞在反应中可释放多种生物活性介质，引起多种过敏症状；嗜酸性粒细胞也可释放某些活性物质及多种酶，增强活性介质的生物学作用。

（4）生物活性介质：主要有以下几类：①组胺：是小分子胺类，具有多种生物学活性，可使小血管和毛细血管扩张，通透性增强，平滑肌收缩，腺体的分泌增加等，是唯一引起痒感的介质；②激肽原酶：促使血浆中激肽原转化为激肽，使平滑肌收缩，增加毛细血管通透性，引起疼痛；③白三烯：由花生四烯酸衍生而来，缓慢发挥对支气管平滑肌持久而强烈的收缩作用，效力比组胺大 100～1000 倍，是迟发相反应时支气管持续痉挛的主要介质，同时还能促进腺体分泌增加，使毛细血管扩张和通透性增强；④前列腺素 D_2：由花生四烯酸衍生而来，可使血管扩张、支气管平滑肌收缩等；⑤血小板激活因子：参与迟发相反应，可聚集和活化血小板、血管活性胺类物质，增强和扩大超敏反应。

2. 发生过程　Ⅰ型超敏反应的发生机制可分为三个阶段。

（1）致敏阶段：变应原进入体内刺激机体产生 IgE 类抗体，IgE 通过 Fc 段与肥大细胞、嗜碱性粒细胞膜上 FcR 结合，使机体处于致敏状态，此状态可持续半年以上。

（2）发敏阶段：相同变应原再次进入机体，与肥大细胞等致敏靶细胞上的 IgE 特异性“桥联”结合，导致肥大细胞等被激活，出现“脱颗粒”。数分钟内组胺等储备的介质释放即达高峰，同时新合成的介质迅速释放至细胞外。

（3）效应阶段：上述生物活性介质，作用于靶器官与组织，可引起：①毛细血管扩张、通透性增加，血压下降，局部水肿及以嗜酸性粒细胞为主的炎症细胞浸润；②平滑肌收缩；③黏膜腺体分泌增加。

Ⅰ型超敏反应依效应发生的快慢和持续时间可分为：①即刻反应：通常在接触变应原后数秒钟内发生，可持续 30～60 分钟；②迟发相反应：多在接触变应原后 4～8 小时内发生，可持续 1～2 天或更久。一般认为，白三烯、血小板激活因子和某些细胞因子是参与迟发相的主要介质。

（二）临床常见疾病

1. 过敏性休克　注射某些药物或异种动物血清后，发生以毛细血管扩张、通透性增加、血压下降为主的全身过敏性疾病。

（1）药物过敏性休克：药物过敏性休克最常见于注射青霉素、链霉素、先锋霉素、头孢类、普鲁卡因、氨基比林、磺胺类、维生素 B_1 和 B_{12}、板蓝根、大青叶及复方地龙注射液等过程中。致敏机体再次注射药物后几分钟内出现胸闷、气急、呼吸困难、出冷汗、面色苍白、血压下降等临床症状，严重时可危及生命。临床以青霉素过敏性休克为最常见。青霉素分子量小，本身无免疫原性，但其降解产物青霉噻唑醛酸或青霉烯酸，作为半抗原与体内组织蛋白共价结合成为完全抗原。其刺激机体产生 IgE 抗体，使机体致敏。当再次接触青霉素时，即可能发生过敏性休克。

（2）血清过敏性休克：临床上给已致敏机体再次注射破伤风抗毒素、白喉抗毒素等动物免疫血清进行紧急预防或治疗时，少数人也可发生过敏性休克。

2. 呼吸道过敏反应　主要因吸入花粉、尘螨、真菌孢子、动物皮毛等引起，常见表现为支气管哮喘或过敏性鼻炎。过敏性哮喘有速发相和迟发相两种类型。

3. 消化道过敏反应　少数人食入鱼、虾、蟹、蛋等食物后出现恶心、呕吐、腹痛、腹泻等过敏性胃肠炎症状。

4. 皮肤过敏反应 机体接触变应原后，表现在不同部位皮肤的过敏反应。常见为荨麻疹、过敏性皮炎（湿疹）等。皮肤过敏因接触变应原途径较多，故最为常见。

（三）防治原则

1. 查找变应原 找出变应原、避免接触变应原，是预防过敏反应最有效的方法。通过询问病史（家族史）和皮肤试验确定变应原。临床最常用检测变应原的方法是直接皮肤试验。

（1）青霉素皮试：将0.1ml含10~50单位的青霉素注入前臂屈侧皮内，20分钟观察结果。如注射局部出现红晕、水肿超过0.5cm或无红肿但注射处有痒感，或有全身不适反应者为阳性。其他抗生素也可用类似方法试验。

（2）异种动物血清皮试：用1∶100~1∶1000稀释的抗毒素血清0.1ml注入患者前臂屈侧皮内，20分钟后观察结果，方法同上。

2. 脱敏疗法和减敏疗法

（1）异种血清脱敏疗法：如遇抗毒素皮肤试验阳性者，可采用短间隔、少量、多次的注射方法，称为脱敏疗法。其机制是：少量变应原进入体内与致敏靶细胞上的IgE结合，释放的生物介质量较少，不足以引起明显临床症状，并能及时被体内某些物质灭活，短时间内连续多次注射，使肥大细胞内活性介质逐渐耗竭，使机体处于暂时脱敏状态。此时再大量注射抗毒素血清，则不致发病。

（2）变应原减敏疗法：减敏疗法适用某些已测知但难以避免接触的变应原（如植物花粉或尘螨）。用小剂量变应原，间隔一周左右，反复多次进行皮下注射，使机体产生IgG型特异性抗体。该抗体与再次进入的变应原结合，阻止了变应原与致敏靶细胞表面的IgE结合，阻断Ⅰ型超敏反应的发生。此种IgG抗体称为封闭性抗体，可防止疾病复发。

3. 药物治疗 药物可以切断或干扰Ⅰ型超敏反应发生或发展的某个环节，以减轻或防止过敏反应发生。常用药物有：①抑制生物活性介质合成与释放的药物：阿司匹林可抑制前列腺素等介质生成；色甘酸钠可稳定肥大细胞膜，减少或阻止活性介质释放；肾上腺素、异丙基肾上腺素等儿茶酚胺类药物，能活化肥大细胞内腺苷酸环化酶，增加cAMP的合成；甲基黄嘌呤及氨茶碱等药物能抑制磷酸二酯酶活性，阻止细胞内cAMP分解。上述两类药物均能减少肥大细胞释放生物活性介质。②生物活性介质拮抗药：苯海拉明、氯苯那敏和异丙嗪等可竞争效应器官细胞膜上的组胺受体，发挥抗组胺作用。③改善效应器管反应性的药物：肾上腺素使小血管和毛细血管收缩而升高血压，可解除支气管平滑肌痉挛，常用于抢救过敏性休克；葡萄糖酸钙、维生素C等可降低毛细血管通透性，缓解痉挛和减少渗出，从而减轻皮肤与黏膜的过敏反应。

二、Ⅱ型超敏反应

Ⅱ型超敏反应又称细胞毒型或细胞溶解型超敏反应，是由抗体（IgG、IgM）与细胞膜表面的相应抗原特异性结合后，在补体、巨噬细胞、NK细胞等参与下，引起的以细胞溶解或组织损伤为主的病理性免疫应答。

（一）发生机制

1. 变应原 常见有：①同种异型抗原：红细胞表面的ABO血型抗原、Rh抗原等；②

异嗜性抗原：某些病原微生物与人体自身成分存在的共同抗原；③修饰的自身抗原：即改变结构的自身组织细胞；④外来抗原或半抗原：如药物、化学制剂等进入已致敏机体，吸附于血细胞表面。

2. 抗体　参与的抗体主要是 IgG 和 IgM。它们可以是抗原诱导产生的抗体，或被动转移性抗体，或自然存在的自身抗体。

3. 靶细胞破坏机制　抗体与靶细胞表面吸附的抗原、半抗原或靶细胞本身的表面抗原特异性结合，或以免疫复合物的形式黏附于细胞表面，通过三种途径引起靶细胞损伤：①激活补体溶解靶细胞；②介导调理吞噬作用和免疫黏附作用，促进吞噬细胞吞噬靶细胞；③通过 ADCC 作用破坏靶细胞。

（二）常见疾病

1. 输血反应　多发生于 ABO 血型不符者相互输血时，即人体血清中天然存在血型抗体（IgM 类），与输入的异型红细胞结合，激化补体导致溶血反应。有时可因反复输入异型 MHC 的血液，在受者体内诱发抗白细胞或血小板抗体，导致白细胞和血小板的破坏。

2. 新生儿溶血症　由母婴之间血型不符时发生。通常母亲为 Rh^-，胎儿为 Rh^+，初次妊娠因流产或分娩时胎盘早剥等，胎儿少量 Rh^+ 红细胞进入母体，刺激母体产生抗 Rh 抗体（IgG）。如再次妊娠胎儿仍为 Rh^+ 时，母体内抗 Rh 抗体进入胎儿体内，导致胎儿红细胞破坏。在 Rh^- 初产妇分娩后 72 小时内注射抗 Rh 的抗体，可阻断 Rh^+ 红细胞对母体的致敏。母子间因 ABO 血型不合而发生的新生儿溶血也不少见，但因胎儿血清及其他组织也表达 ABO 血型物质，使抗体并非全部作用于红细胞，故症状较轻。

3. 药物过敏性血细胞减少症　使用某些药物后，造成体内血细胞破坏，机体出现溶血性贫血、粒细胞减少症、血小板减少性紫癜等。其发生机制是药物半抗原与血细胞结合而获得免疫原性，刺激机体产生特异性抗体，经多种途径造成血细胞破坏。

4. 自身免疫性溶血性贫血　病毒感染或使用某些化学药物（如甲基多巴），使红细胞结构发生改变，诱导机体产生抗体。如反复感染或持续用药，当抗体逐渐积累，达到一定程度即可引起溶血性贫血。

5. 肺肾综合征　病因未明，可能因病毒感染或吸入有机溶剂造成肺组织损伤成为自身抗原，诱生自身抗体。

三、Ⅲ型超敏反应

Ⅲ型超敏反应又称免疫复合物型或血管炎型超敏反应。其特点是：可溶性抗原与相应抗体（IgG、IgM、IgA）结合形成中等大小 IC，在一定条件下沉积于局部或全身毛细血管壁等处，通过激活补体和在血小板、嗜碱性粒细胞、嗜中性粒细胞参与作用下，引起以充血、水肿、局部坏死和中性粒细胞浸润为主要特征的炎症反应和血管组织损伤。

（一）发生机制

1. 免疫复合物的形成　与免疫复合物形成和沉积有关的因素包括：①抗原物质在体内持续存在，如病原微生物反复或持续感染，肿瘤细胞释放或脱落的抗原，系统性红斑狼疮核抗原的持久存在等；②抗体亲和力或抗原抗体比例：当变应原为颗粒性抗原，又遇高亲和力抗体或抗原抗体比例适宜时，可形成大分子不溶性 IC，易被单核－巨噬细胞及时清除而不致病；当可溶性抗原量过多，抗体量又不足，且亲和力低，易形成小分子可溶性IC，易从肾小球滤除；只有当抗原量相对过剩，且抗体为中等亲和力时，形成中等大小可溶性IC，既不易被吞噬，也不能滤除，常沉积于血管壁而致病；③血管通透性增加：IC活化补体后趋化嗜中性粒细胞、血小板等释放血管活性物质，增加局部血管通透性，有利于IC在血管内皮细胞间沉积。

2. IC的致病作用 IC的沉积是引起组织损伤的前提。循环IC最常见的沉积部位为肾小球、关节、某些部位毛细血管壁或抗原进入部位，通过活化补体，产生C3a、C5a、C567等，吸引中性粒细胞局部浸润，释放溶酶体酶，损伤邻近组织；促使血小板在局部聚集、活化、释放胺类物质引起炎症；还可激活凝血因子导致微血栓形成，造成局部缺血和组织坏死。

（二）临床常见疾病

1. 局部免疫复合物病 给家兔皮下多次注射马血清，注射局部皮肤出现红肿、出血甚至坏死等剧烈炎症反应，称为Arthus反应。这是因抗原在注射局部与过量相应抗体结合形成IC，沉积于局部血管壁基底膜，导致的血管壁病理损伤。临床上反复使用胰岛素、生长激素或注射狂犬疫苗等，注射局部也可出现类似Arthus现象的急性炎症反应。

2. 全身免疫复合物病

（1）初次注射血清病：初次大剂量注射异种动物血清7～14天后，可出现局部红肿、全身荨麻疹、发热、关节肿痛、淋巴结肿大及蛋白尿等症状，称为血清病。发病原因是大剂量抗原进入机体，刺激产生相应抗体，抗体与尚未完全排除的抗原结合形成IC，沉积于全身各处血管壁，引起的全身免疫复合物病。随抗体不断增多，抗原逐渐被清除，疾病可自行恢复。临床长期使用青霉素、磺胺等药物，也可通过类似机制出现血清病样反应，称为药物热。

（2）感染后肾小球肾炎：在A族链球菌感染后2～3周，少数患者可发生急性肾小球肾炎。其他微生物如葡萄球菌、肺炎球菌，或某些病毒，或疟原虫等感染也可引起类似肾小球损伤。

（3）系统性红斑狼疮（SLE）：其属于自身免疫病，患者体内出现多种自身抗体，如抗核抗体（抗各种核酸和核蛋白抗体的总称）与循环中的核抗原结合形成中等大小IC，反复沉积于肾小球、关节、皮肤及其他多种器官的毛细血管壁基底膜，引起多部位脉管炎。

（4）类风湿性关节炎：可能是因病毒、支原体等反复或持续感染，导致机体IgG类抗体发生变性成为变应原，刺激机体产生的抗变性IgG的抗体IgM，称为类风湿因子（RF）。自身变性的IgG与RF结合形成中等大小IC，反复沉积于关节滑膜腔血管壁，引起进行性关节损伤。

四、Ⅳ型超敏反应

Ⅳ型超敏反应又称迟发型超敏反应，是由致敏T细胞受抗原再次刺激后，造成的病理免疫过程。通常接触变应原后18～24小时才出现红肿和硬结，48～72小时达高峰。该反应出现较慢，局部病变以单核细胞浸润为主，并伴有组织细胞变性坏死，与抗体和补体无关。

（一）发生机制

Ⅳ型超敏反应是由T细胞介导的免疫应答，引起组织损伤的主要是TH1细胞和致敏CTL细胞。TH1细胞与相应抗原结合后，通过释放多种细胞因子产生免疫效应；致敏CTL细胞则直接杀伤带有相应抗原的靶细胞。

1. T细胞致敏　TD抗原经抗原提呈细胞加工处理后，以MHC Ⅱ类分子－抗原肽复合物形式表达在APC细胞膜上，与带有相应抗原受体的TH细胞和CTL细胞结合，刺激其增殖、分化为效应T细胞（即TH1细胞和CTL细胞）。

2. 致敏T细胞的免疫损伤

（1）致敏TH1细胞介导的炎症及损伤：致敏TH1细胞再次与相应抗原接触时，可释放IL－2、IFN－γ和TNF－β等多种细胞因子，使毛细血管通透性增高，渗出增多，并发挥趋化作用，在抗原存在部位引起以单核细胞浸润为主要特征的炎症反应。当抗原被清除后，迟发型超敏反应能自行消退。若抗原持续存在，可致单核吞噬细胞呈慢性活化状态，局部组织出现纤维化和肉芽肿。

（2）致敏CTL细胞介导的细胞毒作用：致敏CTL细胞可直接与带有相应抗原的靶细胞特异性结合，通过释放穿孔素、颗粒酶等介质，引起靶细胞溶解、破坏；同时，活化的CTL细胞高效价表达Fas受体，与靶细胞表面的Fas分子结合，导致靶细胞凋亡。

（二）临床常见疾病

1. 传染性超敏反应　这是机体在清除引起传染病的微生物同时造成对正常组织损伤的超敏反应。由于是在抗传染过程中发生的机体组织损伤，故称传染性超敏反应。如再次感染结核分枝杆菌时发生的局部组织变性坏死，空洞形成。此时病灶局限而不易播散，结核分枝杆菌的增殖受抑制。

2. 接触性皮炎　这是机体皮肤某部位直接接触变应原后发生的迟发型超敏反应。变应原常为小分子半抗原，如油漆、染料、农药或磺胺药物等，它们可与皮肤角蛋白、胶原蛋白或细胞结合而具有免疫原性，刺激机体产生相应效应T细胞，当再次接触相同变应原24小时后，局部可出现红斑、丘疹、水泡等皮炎症状，48～96小时达高峰。病因去除后可于一周左右恢复。

临床上不少超敏反应性疾病，不是一型别，可几型同时存在，常以某一型为主。参与免疫损伤的机制也各不相同，相同变应原可在不同个体引起不同型别超敏反应。如注射青霉素除可引起过敏性休克（Ⅰ型）外，也可发生溶血性贫血（Ⅱ型），还可引起药物热（Ⅲ型）；局部应用青霉素可发生接触性皮炎（Ⅳ型）。因此，临床上遇到具体病例时，应结合具体情况进行分析判断。

第十章 病原生物学

第一节 微生物的概念及种类

微生物是广泛存在于自然界中，结构简单、种类多、繁殖迅速、容易变异、与人类关系密切、必须借助显微镜才能观察到的微小生物体的总称。微生物按细胞结构特点、大小及化学组成等的不同，可分为三大类。

1. 非细胞型微生物 体积最小，没有细胞的结构，缺乏产生能量的酶系统，只能在特定活细胞内增殖，核酸类型为 DNA 或 RNA，如病毒。

2. 原核细胞型微生物 具有细胞结构，细胞核发育原始，仅有呈环状裸露 DNA 团块结构的原始核，无核膜和核仁，缺乏完整的细胞器。这类微生物包括细菌、支原体、衣原体、立克次体、螺旋体和放线菌。

3. 真核细胞型微生物 细胞核分化程度高，有核膜、核仁和染色体，胞质内细胞器完整，如真菌。

微生物在自然界中分布极为广泛。土壤、空气、水，人和动物体表，以及与外界相通的腔道，均有种类不同、数量不等的微生物存在。微生物与人类生活及生产过程有着密切联系，绝大多数不致病，有部分微生物可引起人和动植物疾病，这些具有致病性的微生物称为病原微生物。如引起伤寒、痢疾、结核病的细菌，引起肝炎、艾滋病的病毒等。有些微生物，正常情况下不致病，只在特定情况下致病，这类微生物称为条件致病微生物。如普通大肠埃希菌离开肠道进入泌尿道或腹腔中就可引起感染。

第二节 细菌的形态结构

细菌是原核生物界的一种单细胞微生物。广义的细菌泛指各种原核细胞型微生物。

一、细菌的大小与形态

细菌个体微小，测量单位用 μm，观察细菌最常用光学显微镜，放大 1000 倍左右才能看得见。细菌按外形主要分球菌、杆菌和螺形菌三大类。

1. 球菌 单个菌体呈球形或近似球形。依其分裂平面和分裂后排列的方式不同，可分为：①双球菌：沿一个平面分裂，分裂后的菌体成双排列，如脑膜炎奈瑟菌；②链球菌：沿一个平面分裂，分裂后多个菌体排列呈链状，如化脓链球菌；③葡萄球菌：沿多个不规则的平面分裂，分裂后菌体堆积成葡萄状，如金黄色葡萄球菌。另外，还有四联球菌、八叠球菌等。

2. 杆菌　菌体呈杆状或近似杆状。不同种类杆菌的大小、长短、粗细及形态很不一致，大多呈直杆状，有的菌体稍弯，有的两端钝圆或平齐，有的末端膨大呈棒状。大多数杆菌为分散排列，有的呈链状排列，如炭疽芽孢杆菌。有的呈分枝状排列，称为分枝杆菌，如结核分枝杆菌。

3. 螺形菌　菌体弯曲，可分为三类。

（1）弧菌：菌体只有1个弯曲，呈弧形，如霍乱弧菌。

（2）螺菌：菌体有数个弯曲，但菌体较硬，如鼠咬热螺菌。

（3）螺杆菌及弯曲菌：菌体细长，弯曲柔软，如幽门螺杆菌、空肠弯曲菌等。

二、细菌的结构

细菌虽小，仍具有一定的细胞结构。其基本结构有：细胞壁、细胞膜、细胞质和核质。某些细菌还有特殊结构：荚膜、鞭毛、菌毛、芽孢。

（一）基本结构

1. 细胞壁　是位于细菌细胞膜外的一层坚韧而有弹性的膜状结构。其主要功能是：①维持细菌特定的外形，保护细胞膜抵抗低渗外环境；②参与细胞内外的物质交换；③决定细菌的免疫原性。

细菌细胞壁的化学组成较复杂，并随种类不同而异，其基本成分为肽聚糖，又称黏肽。革兰阳性菌的细胞壁由肽聚糖和磷壁酸组成。肽聚糖含量高，约为15～20层，占细胞壁干重的50%～80%，且质地致密，具有机械强度高的三维空间结构。磷壁酸是革兰阳性菌特有的结构，也是重要的表面抗原。革兰阴性菌细胞壁肽聚糖含量少，约1～3层，占细胞壁干重的10%左右。肽聚糖外有三层结构，由内向外依次为脂蛋白、外膜、脂多糖。外膜具有物质运输和屏障作用，并能阻止抗生素等透过；脂多糖为细菌的内毒素所在，由类脂A、核心多糖和特异性多糖三部分组成，其毒性基团在类脂A部分。革兰阳性菌一般对溶菌酶和青霉素敏感，是因溶菌酶溶解、破坏肽聚糖而引起细菌死亡。青霉素可抑制肽聚糖的合成，使细菌不能合成完整的细胞壁而死亡。革兰阴性菌细胞壁中肽聚糖含量少，又有外膜保护作用，故对溶菌酶和青霉素不敏感。

失去细胞壁的细菌，在高渗环境下如仍能生长繁殖，称为细菌L型。这类细菌也可致病，常给临床诊断、治疗等方面带来困难。

2. 细胞膜　是位于细胞壁内、细胞质外的一层柔软而有弹性的生物膜。

3. 细胞质　又称细胞浆，是细胞膜内的胶状物质，由水、蛋白质、脂类、核酸及少量糖和无机盐组成，其中还含有许多重要的超微结构。细胞质是细菌新陈代谢的物质基础和新陈代谢的场所。

4. 核质　集中于细菌胞质的某一区域（多在菌体中央）的遗传物质。由闭环双链DNA大分子组成，控制细菌的主要遗传性状，与细菌的生长繁殖及遗传变异密切相关。

（二）特殊结构

1. 荚膜　某些细菌在其细胞壁外包绕的一层黏液性物质。普通染色法不易着色，荚膜与细菌致病性有关。荚膜具有免疫原性，还可用于细菌鉴别和分型。

2. 鞭毛 是附在某些细菌体表的细长呈波浪弯曲的丝状物。鞭毛是细菌的运动器官，有鞭毛的细菌能做真正运动。鞭毛还用于鉴别细菌和进行细菌分型。有些细菌的鞭毛也与致病性有关。

3. 菌毛 某些菌体表面存在的比鞭毛短、细、硬、直、多的丝状物，须用电子显微镜方能看见。其分普通菌毛和性菌毛两类，二者可单独或同时存在。普通菌毛遍布于菌体表面，具有黏附细胞的作用，协助细菌侵入细胞，与细菌致病有关；性菌毛较普通菌毛长而粗，呈中空管状，仅见于少数革兰阴性菌。有性菌毛的雄性菌（F^+菌）与无性菌毛的雌性菌（F^-）接触，可将遗传物质（质粒或核质）传递给雌性菌，使其获得雄性菌的某些性状。细菌的毒力、耐药性等性状均可通过此方式传递。

4. 芽孢 在一定条件下，某些革兰阳性杆菌，由细胞质脱水浓缩，在菌体内形成的一个圆形或椭圆形小体，即芽孢，是细菌代谢相对静止的休眠状态。芽孢的形态、大小、在菌体内的位置随菌种而异，可用以鉴别细菌。芽孢抵抗力强，能帮助细菌适应不良环境，一旦外环境条件改善，芽孢又可发芽形成新的菌体，称繁殖体。故芽孢对热力、干燥、辐射、化学消毒剂等理化因素的抵抗力较繁殖体强，在自然界中能存活多年，进入机体后一旦遇适宜环境可发芽成为繁殖体，导致疾病。杀灭医疗用品中的芽孢，在医疗实践中具有重要意义。外科手术器械、注射器、敷料等是否真正灭菌，必须以杀灭芽孢为标准。

三、细菌的形态学检查

为了观察细菌，我们往往对细菌进行染色，最常用、最重要的分类鉴别染色法是革兰染色法。此染色法是标本固定后，先用碱性的结晶紫染料初染，再加碘液媒染，使之生成结晶紫－碘复合物。此时，不同细菌均被染成深紫色，然后用95%乙醇脱色，最后用稀释复红或沙黄复染。此法可将细菌分为两大类：不被乙醇脱色仍保留紫色者为革兰阳性菌；被乙醇脱色后复染成红色者为革兰阴性菌。革兰染色法在鉴别细菌、选择抗菌药物、研究细菌致病性等方面都有极其重要的意义。

第三节　细菌的生长繁殖与代谢

细菌的生理活动以新陈代谢为中心，包括摄取、分解、合成营养物质，进行生长繁殖。细菌繁殖迅速，代谢活动十分活跃，而且多样化，代谢产物也各不相同。

一、细菌的生长繁殖

（一）细菌生长繁殖的条件

1. 充足的营养物质 包括水、含碳化合物、含氮化合物和无机盐类，少数细菌还需要生长因子（主要是B族维生素、某些氨基酸、嘌呤、嘧啶等）。

2. 适宜的酸碱度（pH） 大多数病原菌最适宜的酸碱度为pH 7.2～7.6。个别细菌，如霍乱弧菌在pH 8.8～9.2的碱性培养基中生长最好，结核杆菌则以pH 6.5～6.8最宜。

3. 适当的温度 各类细菌对温度的要求不一，大多数病原菌最适生长温度为37℃，与人的体温相同，故实验室中常用37℃恒温箱培养细菌。

4. 气体　与细菌生长繁殖有关的气体主要是氧气和二氧化碳，根据细菌生长时对氧气需求的不同，可将细菌分为：①专性需氧菌：具有完善的呼吸酶系统，仅能在有氧环境下生长，如结核分枝杆菌、霍乱弧菌；②专性厌氧菌：缺乏完善的呼吸酶系统，只能在无氧环境中进行发酵，如破伤风梭菌、脆弱类杆菌；③兼性厌氧菌：兼有需氧呼吸和无氧发酵两种功能，不论在有氧或无氧环境中都能生长。但以有氧时生长较好，大多数病原菌属于此类；④微需氧菌：在低氧压（5%～6%）生长最好，氧浓度>10%对其有抑制作用，如空肠弯曲菌、幽门螺杆菌。大多数细菌利用自身在代谢过程中产生的二氧化碳已能满足需要，某些细菌，如脑膜炎奈瑟菌在初次分离培养时，必须供给5%～10%的二氧化碳才能生长。

（二）细菌繁殖的方式与速度

1. 繁殖方式　细菌以无性二分裂法进行繁殖，即1个分裂为2个，2个分裂为4个……，球菌由于沿一个或几个平面分裂，结果成为链状、葡萄串状等排列；杆菌通常沿横轴进行分裂，但也有呈分枝状分裂的，如结核分枝杆菌。

2. 繁殖速度　在适宜条件下，细菌繁殖速度很快。细菌分裂数量倍增所需时间为代时，多数细菌的代时为20～30分钟。个别细菌繁殖速度较慢，如结核分枝杆菌的代时达18～20小时。一般细菌约20分钟分裂一次，按此速度计算，1个细菌经7小时繁殖到200万个，10小时后可达10亿个以上，使细菌数目变得十分庞大。但事实上，由于细菌繁殖中营养物质的逐渐耗竭，有害代谢产物逐渐积累，细菌不可能持续的无限繁殖，经过一段时间后，细菌繁殖速度逐渐减慢，死亡菌数增多，活菌增长率随之下降并趋于停滞。

3. 生长曲线　将一定数量的细菌接种于适宜的液体培养基中，连续定时取样检查活菌数，可发现其生长过程的规律性。细菌群体的生长繁殖可分为4个期：①迟缓期：细菌数不增多，但代谢活跃，体积增大；②对数生长期：细菌以最快速度生长繁殖，细菌数呈对数增加，在时间与细菌数的对数之间呈直线关系。此期细菌的生物学特性典型，对外界环境的作用敏感；③稳定期：由于营养物质消耗、有害产物积累，细菌的繁殖速度减慢，生长与死亡细菌数大致相等；④衰退期：细菌死亡数超过繁殖数，最后繁殖停止。

二、细菌的代谢产物及意义

细菌的新陈代谢是细菌细胞内分解代谢与合成代谢的总和，其显著特点是代谢旺盛和代谢类型多样化，并伴随代谢产物的产生。细菌新陈代谢过程中产生多种代谢产物有着重要的意义。根据代谢产物不同可以鉴别细菌，如糖分解代谢产物、蛋白质分解产物、色素等；与细菌致病性有关的如毒素（包括内毒素、外毒素）、侵袭性酶、热原质（是细菌合成的一种注入人体或动物体内能引起发热反应的物质，即革兰阴性菌细胞壁的脂多糖）；与治疗疾病有关的如抗生素、维生素、细菌素。

第四节　消毒与灭菌

细菌的生长繁殖极易受环境因素的影响。环境变化可引起细菌变异，若环境条件改变剧烈，可引起细菌代谢障碍、生长抑制甚至死亡。在临床实践中，常用多种方法抑制和杀灭环境中的病原微生物，以控制或消灭各种传染病。

1. 灭菌 杀灭物体上所有微生物（包括细菌芽孢）的方法。

2. 消毒 杀死物体上病原微生物繁殖体的方法，常用药物称为消毒剂。

3. 抑菌 抑制人体内部或外部微生物生长繁殖的方法，称为抑菌。常用药物称为抑菌剂。

4. 防腐 防止或抑制体外微生物生长繁殖的方法，微生物一般不死亡。使用同种化学药品在高浓度时为消毒剂，低浓度时为防腐剂。

5. 无菌和无菌操作 物体中不含活的微生物，称无菌。防止微生物进入人体或其他物品的各种操作技术，称为无菌操作，如外科手术、注射、微生物学实验等。

一、物理方法

可用于消毒灭菌的物理方法有热力、紫外线、辐射、超声波、滤过、干燥和低温等。其中有的可灭菌，有的只可消毒。

（一）热力消毒灭菌法

利用高温使菌体蛋白质凝固、变性、酶失活，引起细菌死亡。其包括湿热及干热两大类消毒灭菌法。在同温、同时间的条件下，湿热灭菌的效果好于干热，因为湿热时细菌蛋白质吸收水分，容易变性；湿热穿透力强，湿热的水蒸气变为同温水时还要释放出热量。在临床实践中，要依据实际需要选择消毒灭菌的方法（见表 10－1）。临床应用最多的是高压蒸气灭菌法。

（二）辐射杀菌法

1. 紫外线 波长为 200～300nm 的紫外线（包括日光中的紫外线）具有杀菌作用，其中以 265～266nm 杀菌作用最强。紫外线主要作用于 DNA，使一条 DNA 链上相邻的两个胸腺嘧啶共价结合形成二聚体，干扰 DNA 复制与转录，导致细菌变异或死亡。紫外线穿透力较弱，普通玻璃、纸张等均能阻挡，故只能用于手术室、传染病房、细菌实验室的空气消毒，或用于不耐热物品的表面消毒。杀菌波长的紫外线对人体皮肤、眼睛有损伤作用，使用时应注意防护。

表 10－1　常用热力消毒灭菌法

方法	温度及时间	用途	效果
湿热法：			
①煮沸法	100℃，5～10 分钟	食具、饮水消毒	消毒
	100℃，1 小时以上	注射器、接生器械等	灭菌
②流动蒸汽法	100℃蒸汽，15～30 分钟	含糖类、血清培养基	消毒
③间歇灭菌法	方法同上，须进行 3 次/3 天	同上	灭菌
④高压蒸气灭菌法	121.3℃，维持 15～30 分钟	耐高温物品	灭菌
⑤巴氏消毒法	61.1℃～62.8℃，30 分钟 71.7℃，15～30 秒钟	牛奶、酒类	消毒

续表

方法	温度及时间	用途	效果
干热灭菌法：			
①焚烧法	用焚烧炉燃烧	废弃物品和动物的尸体等	灭菌
②烧灼法	用火焰烧灼	接种环、试管口、瓶口等	灭菌
③干烤法	160℃～170℃，2小时	玻璃器皿、某些粉剂药物等	灭菌

2. 电离辐射　包括高速电子、X射线和γ射线等，其在足够剂量时对各种细菌均有致死作用。机制是产生游离基，破坏DNA。电离辐射常用于大量一次性医用塑料制品的消毒，亦可用于食品的消毒，可不破坏被消毒物品的营养成分。

3. 微波　是波长为1mm到1m左右的电磁波。可穿透玻璃、塑料薄膜与陶瓷等物质，但不能穿透金属表面。多用于非金属器械、食品用具及其他用品消毒。

（三）滤过除菌法

滤过除菌法是用物理阻留的方法将液体或空气中的细菌除去，达到无菌目的。滤菌器含有微细小孔，只允许液体或气体通过，而大于孔径的细菌等颗粒不能通过。滤过法主要用于一些不耐高温的血清、毒素、抗生素及空气等的除菌。滤菌器的种类很多，常用的有薄膜滤菌器、陶瓷滤菌器、石棉滤菌器、烧结玻璃滤菌器等。

（四）超声波杀菌法

不被人耳感受的、高于20千周/秒的声波称为超声波。超声波可裂解多数细菌，尤其革兰阴性菌对其更为敏感。目前超声波主要用于粉碎细胞，制备抗原。

（五）干燥与低温灭菌法

有些细菌的繁殖体在空气干燥时会很快死亡，如脑膜炎奈瑟菌等。但有些细菌的抗干燥力较强，如结核分枝杆菌在干痰中可数月不死；芽孢的抵抗力更强，如炭疽芽孢杆菌的芽孢耐干燥20余年。干燥法常用于保存食物，如浓盐或糖渍食品，可使细菌体内水分逸出，防止食物变质。

低温可使细菌的新陈代谢减慢，常用作保存细菌菌种。当温度回升至适宜范围时，能恢复生长繁殖。为避免解冻时对细菌的损伤，可在低温状态下真空抽去水分，此法称冷冻真空干燥法。该法可保存微生物数年至数十年。

二、化学方法

化学方法主要是利用化学药物杀灭微生物。用以消毒的化学药品称为化学消毒剂。一般消毒剂在常用的浓度下只对微生物繁殖体有效，对细菌芽孢则需提高浓度和延长消毒时间。消毒剂选择性较低，对细菌和人体细胞都有毒性，故只能外用。在临床实践中，可根据不同目的进行选择。

（一）消毒剂的杀菌机制

消毒剂杀菌机理主要有以下几点。

1. 促进菌体蛋白质变性或凝固，如酸、碱、醇类及重金属盐类。

2. 干扰细菌的酶系统及代谢，或与细菌－SH基结合，使有关酶失去活性，如氧化剂、重金属盐类。

3. 损伤细菌细胞膜，或降低细菌细胞表面张力，增加其通透性使细菌破裂，如表面活性剂、酚类等。

（二）消毒剂的主要种类、作用机制与用途（见表10－2）

表10－2　　常用消毒剂的种类、作用机制与用途

类别	作用机制	用途
酚类	蛋白质变性损伤细胞膜灭活酶类	
3%～5%苯酚		地面、器具表面的消毒
2%来苏		皮肤消毒
0.01%～0.05% 氯己定		术前洗手、阴道冲洗等
醇类	蛋白质变性与凝固，干扰代谢	
70%～75%乙醇		皮肤、体温计消毒
重金属盐类	氧化作用、蛋白质变性与沉淀，灭活酶类	
1%硝酸银、氧化剂	氧化作用、蛋白质沉淀	新生儿滴眼，预防淋球菌感染
0.1%高锰酸钾		皮肤、蔬菜、水果消毒
3%过氧化氢		创口、皮肤黏膜消毒
0.2%～0.3%过氧乙酸		塑料、玻璃器材消毒
2.0%～2.5%碘酒		皮肤消毒
0.2ppm～0.5ppm 氯		饮水及游泳池消毒
10%～20%漂白粉		地面、厕所与排泄物消毒
0.5%～1.5%漂白精		地面、家具、饮水消毒
0.2%～0.5%氯胺		室内空气及表面消毒，浸泡衣服（0.1%～0.2%）
4ppm 二氯异氰尿酸钠		饮水消毒
3%二氯异氰尿酸钠表面活性剂	损伤细胞膜、灭活氧化酶	空气及排泄物消毒
0.05%～0.1%苯扎氯铵		手术洗手、皮肤黏膜消毒，浸泡手术器械
0.05%～0.1%度米芬		皮肤创伤冲洗，金属器械、塑料、橡皮类消毒
烷化剂	菌体蛋白质及核酸烷基化	
10%甲醛		手术器械、敷料等消毒
2%戊二醛		精密仪器、内窥镜等消毒
染料	抑制细菌繁殖、干扰氧化过程	
2%～4% 甲紫		浅表创伤消毒
酸碱类	破坏细胞膜和细胞壁、蛋白质凝固	
5～10ml /m^3醋酸		加等量水蒸发　空气消毒
生石灰		地面、排泄物消毒

（三）影响消毒灭菌效果的因素

消毒剂的作用效果受环境、微生物种类及消毒剂本身等多种因素的影响。

1. 消毒剂的性质、浓度与作用时间　大多数消毒剂为水溶性，要用水配兑后使用效果好；同种消毒剂在浓度不同时，其消毒效果也不同。绝大多数消毒剂在高浓度时杀菌作用强，但醇类例外，70%乙醇消毒效果最好；消毒剂在一定浓度下，对细菌的作用时间越长，消毒效果也越好。

2. 微生物的种类　同一消毒剂对不同微生物的杀菌效果不同，对同种细菌的繁殖体或芽孢的作用效果也不同。如一般消毒剂对结核分枝杆菌的作用要比对其他细菌繁殖体的作用差；70%乙醇可杀死一般细菌的繁殖体，但不能杀灭细菌的芽孢。因此，在使用过程中，必须应根据消毒对象，选择合适消毒剂。

3. 温度　温度升高可增强消毒效果，如2%戊二醛要杀灭每毫升含10^4个炭疽芽孢杆菌的芽孢，20℃时需15分钟，40℃时只要2分钟，56℃时仅1分钟。

4. 酸碱度　环境pH偏高或偏低时，细菌均易被杀死。

5. 有机物　环境中有机物质的存在，可减弱其消毒效果。

第五节　正常菌群与微生态失调

一、正常菌群及其生理作用

正常菌群是指广泛存在于人体体表及与外界相通的腔道内表面、正常时对人体有益无害的多种微生物群。多数正常菌群在宿主出生后即在体内出现，并持续存在。人体常见正常菌群的情况见表10－3。正常菌群对人体的生理作用有：①生物拮抗：正常菌群可与致病菌之间进行营养竞争或产生抗菌代谢产物抵抗致病菌，使之不能定植或被杀死；②营养作用：正常菌群可参与宿主细胞的物质代谢、营养合成及转化；③免疫作用：正常菌群可刺激宿主免疫系统，促进宿主免疫器官的发育，产生免疫物质；④抗衰老作用：如肠道中的双歧杆菌有抗衰老作用。

表10－3　人体常见正常菌群

部位	主要菌类
皮肤	葡萄球菌、类白喉棒状杆菌、铜绿假单胞菌、丙酸杆菌、白假丝酵母菌、非致病分枝杆菌
口腔	葡萄球菌、甲型和丙型链球菌、肺炎球菌、奈瑟菌、乳杆菌、类白喉棒状杆菌、放线菌、螺旋体、白假丝酵母菌、梭菌
鼻咽腔	葡萄球菌、甲型和丙型链球菌、肺炎链球菌、奈瑟菌、类杆菌
外耳道	葡萄球菌、类白喉棒状杆菌、铜绿假单胞菌、非致病性分枝杆菌
眼结膜	葡萄球菌、干燥棒状杆菌、奈瑟菌
胃	幽门螺杆菌
肠道	大肠埃希菌、产气肠杆菌、变形杆菌、铜绿假单胞菌、葡萄球菌、肠球菌、类杆菌、产气荚膜梭菌、破伤风梭菌、双歧杆菌、真细菌、乳杆菌、白假丝酵母菌
尿道	葡萄球菌、类白喉棒状杆菌、非致病性分枝杆菌
阴道	乳杆菌、大肠埃希菌、类白喉棒状杆菌、白假丝酵母菌

二、微生态平衡

微生态平衡指在长期进化过程中，正常菌群与宿主间在不同发育阶段形成的动态生理性组合。不同年龄、不同发育阶段、不同生态空间、不同种属的生物体都有其特定的微生态环境。当受到大的干扰和破坏，超过自动调节限度时，可出现微生态失调。

三、条件致病菌

条件致病菌是指在一定条件下，由于微生态平衡失调，正常菌群引起疾病发生，这些正常菌群称为条件致病菌，或称机会致病菌。

四、微生态失调所致的疾病

人体的微生态环境可因各种原因而出现平衡失调，导致疾病出现。

1. 正常菌群寄居部位改变引起的机会感染 如寄居肠道的大肠埃希菌因外伤或手术等原因进入泌尿道、腹腔或血流引起泌尿系统感染、腹膜炎或败血症等机会感染。

2. 免疫功能降低造成的各种机会感染 大剂量应用糖皮质激素、抗肿瘤药物或放射治疗等，可造成全身免疫功能降低，条件致病菌从寄居部位穿透黏膜等屏障，进入组织或血流可造成各种机会感染，严重时可导致患者死亡。

3. 菌群分布失调发生的菌群失调症 人为造成宿主某部位各种正常菌群间的比例关系发生变化而超出正常范围的状态，称菌群失调。由此产生的疾病称为菌群失调症（二重感染）。引起菌群失调的原因大多是长期或大量应用广谱抗菌药物，使对药物敏感的正常菌群被杀灭或抑制，而原处于劣势的少数菌群或外来耐药菌趁机大量繁殖而致病。引起二重感染的常见菌有金黄色葡萄球菌、白假丝酵母菌和一些革兰阴性菌。若发生二重感染，除停用原来的抗菌药物外，还需经药敏试验正确选用药物，同时使用相应微生态制剂，协助调整正常菌群类群比例，恢复原来微生态平衡。

第六节 细菌的致病性

能使宿主致病的细菌称为致病菌或病原菌。致病菌侵入机体后，在引起感染的同时，也激发宿主免疫系统产生一系列免疫应答，其结局取决于致病菌的致病力与宿主免疫力的强弱。

一、病原菌的致病性

细菌能引起感染的能力称为致病性。细菌的致病性是对特定宿主而言的，有的细菌只对人类有致病性，有的细菌只对某些动物有致病性，有的则对人和动物都有致病性。

病原菌的致病性强弱主要与其毒力强弱有关。不同细菌的毒力不同，同种细菌因菌株不同毒力也常有差异。细菌的毒力常用半数致死量（LD_{50}）表示，即在规定时间内通过指定的感染途径，能使一定体重或年龄的某种动物半数死亡所需要的最小细菌数或毒素量。病原菌致病性的强弱还与病原菌侵入机体的数量及途径有着密切关系。

（一）病原菌的毒力

构成病原菌毒力的物质包括侵袭力和毒素。

1. 侵袭力　即致病菌突破宿主皮肤黏膜等生理屏障进入机体，并在体内定植、繁殖和扩散的能力。侵袭力主要由菌体表面结构和细菌释放的胞外蛋白及酶类组成。①荚膜：具有抗吞噬和阻止杀菌物质的作用，使致病菌能在宿主体内大量繁殖；②黏附素：即存在于细菌表面的一些特殊结构，如菌毛、脂磷壁酸等。其能帮助细菌黏附到宿主细胞上，并有抵抗分泌液冲刷、纤毛运动和肠蠕动等清除作用，有利于细菌定居，与致病密切相关；③侵袭性酶类：有些病原菌能释放侵袭性胞外酶类，如血浆凝固酶、透明质酸酶和链激酶等。这些酶本身不具毒性，但可协助病原菌生长繁殖、扩散、抗吞噬等。

2. 毒素　是细菌在生长繁殖过程中合成并释放的，对宿主细胞结构和功能有损害的毒性物质。根据毒素来源、性质和作用不同，其可分为外毒素和内毒素。

（1）外毒素：主要由革兰阳性菌和部分革兰阴性菌产生并释放到菌体外的毒性蛋白质，其特性是：①化学成分主要为蛋白质，理化稳定性差；②毒性作用强，少量可毒死大量动物；③有明显的选择性毒害作用；④免疫原性强，可刺激机体产生大量相应抗体（抗毒素），并可经甲醛脱毒成类毒素；⑤依作用部位不同分为神经毒素、细胞毒素和肠毒素三大类。

（2）内毒素：是革兰阴性菌细胞壁中的脂多糖（LPS）组分，只有当菌体裂解后才释放发挥作用。螺旋体、衣原体、支原体、立克次体也有类似内毒素活性的 LPS。内毒素是革兰阴性菌主要的毒力物质，其特性有：①化学成分主要为脂多糖，理化稳定性好；②毒性较外毒素弱；③免疫原性较弱，不能用甲醛脱毒成类毒素；④不同细菌产生的内毒素其生物学作用基本相同，主要有引起发热反应，使机体白细胞数量变化，导致内毒素血症与内毒素休克，发生弥散性血管内凝血（DIC）。

（二）病原菌侵入机体的数量及途径

决定病原菌致病性的强弱除与毒力有关外，还与病原菌侵入机体的数量多少及侵入途径是否正确有关。

1. 病原菌侵入的数量　病原菌除必须有一定毒力外，还需有足够数量，才能导致感染的发生。细菌毒力愈强，引起感染所需菌量愈少。如毒力强大的鼠疫耶尔森菌，在无特异性免疫力的机体中，有数个菌侵入就可发生感染；而毒力弱的某些沙门菌，需数亿个才引起急性胃肠炎。

2. 病原菌侵入的途径　具有一定毒力物质和足够数量的致病菌，还必须侵入易感机体的适宜部位才能引起感染。这可能与致病菌需要特定的生长繁殖微环境有关，如破伤风细菌的芽孢要进入创伤部位；脑膜炎奈瑟菌须经呼吸道吸入；伤寒沙门菌须从口进入才能致病。也有少数致病菌经多种途径侵入人体也可致病，如结核分枝杆菌经呼吸道、消化道、皮肤创伤等部位入侵都可造成感染。

二、感染的来源与类型

（一）感染的概念、来源

感染指在一定条件下，致病菌侵入宿主机体生长繁殖，释放毒素等引起的不同类型的病理损伤过程。发生感染时的病原菌主要来自两方面。

1. 外源性传染源

（1）病人：患者感染后从潜伏期一直到病后恢复期，都有可能通过接触而污染环境，使病原菌以各种方式传播。

（2）带菌者：携带有病原菌但未出现临床症状的健康人。包括隐性感染后不表现临床症状者；也可曾经是患者，经治疗后恢复正常，在一定时间内持续带菌者。带菌者不易被发现，其危害性高于病人，是重要的传染源。

（3）患病及带菌动物：某些细菌可引起人畜共患病，病原菌可在人与动物中间传播，如结核分枝杆菌、炭疽芽孢杆菌和鼠疫耶尔森菌等。

2. 内源性感染源 大多是自身体内的条件致病菌，少数是以潜伏状态存在于人体内的致病菌，又称自身感染。在医院感染中较为常见。

（二）感染的途径

病原菌感染的途径有呼吸道感染、消化道感染、泌尿生殖道感染、接触（直接和间接）感染、创伤性感染或经血感染、昆虫媒介等。

（三）感染的类型

感染的发生、发展和结局是宿主体和致病菌相互作用的复杂过程，根据两者力量对比，宿主可出现不同临床表现。

1. 隐性感染 感染后对机体损害较轻，不出现或出现不明显临床症状。其原因是宿主的抗感染免疫力较强，或侵入病菌的数量不多，或毒力较弱，故又称亚临床感染。隐性感染后机体常可获得特异免疫力，能抗御相同致病菌的再次感染。在每次传染病流行中，常有较多的人发生隐性感染。

2. 显性感染 病原菌感染导致机体组织细胞受到不同程度的损害，并出现一系列临床症状和体征，又称为患传染病。由于致病菌的毒力、宿主免疫力的差异及二者相互作用的复杂关系，显性感染按病情和感染部位差异又有不同分类。

显性感染按病情缓急不同分为两种。

（1）急性感染：发病急，病程短，一般是数日至数周，病愈后，致病菌从宿主体内消失，如霍乱弧菌、脑膜炎奈瑟菌感染等。

（2）慢性感染：发病慢、病程长，常数月至数年，如结核分枝杆菌、麻风分枝杆菌及布氏杆菌等常引起慢性感染。

显性感染按感染发生部位与性质不同分为两种。

（1）局部感染：病原菌只局限在宿主一定部位或某一系统生长繁殖，引起局部病变。如化脓性球菌感染所致的疖、痈。

（2）全身感染：感染发生后，病原菌或其毒性代谢产物进入血液向全身扩散，引起全身症状。常见的全身感染主要有：①毒血症：病原菌只在局部生长繁殖，不进入血流，但产生的外毒素进入血液循环，到达易感靶器官，引起组织损害，产生特殊的毒性症状，如白喉、破伤风等；②内毒素血症：革兰阴性菌感染使宿主血液中出现大量内毒素，而引起的全身中毒症状。其症状可因血中内毒素量不同而异。轻则只有发热，重则可有休克、DIC 甚至死亡，如小儿中毒性细菌性痢疾、中毒性脑膜炎等；③菌血症：病原菌侵入血流，但未在其中繁殖，只是短暂的一过性经过血循环。此时临床症状轻微，如伤寒早期的菌血症；④败血症：病原菌侵入血流，在其中大量繁殖并产生毒性产物，引起全身严重的中毒症状，如高热、皮肤和黏膜淤斑、肝脾大等。革兰阳性菌和革兰阴性菌均可引起败血症。⑤脓毒血症：化脓性细菌引起败血症时，病菌通过血流扩散到机体其他组织或器官，引起新的化脓性病灶。如金黄色葡萄球菌感染时的脓毒血症，常导致多发性肝脓肿、皮下脓肿或肾脓肿等。

3. 带菌状态 其指隐性感染或显性感染经治疗症状消失后，体内仍然有菌排除的状态。处于带菌状态的宿主称带菌者，包括健康带菌者和恢复期带菌者。因带菌者常间歇排出病原菌，是重要传染源。

三、医院内感染

医院内感染是指人体在医院内发生的感染。根据感染来源不同，其可能有下列几种原因：①交叉感染：在医院内由病人或医务人员直接或间接接触引起的感染；②内源性感染：或称自身感染，由各种原因导致病人自己体内的条件致病菌引起感染；③医源性感染：指在治疗、诊断或预防疾病过程中，因所用器械等消毒灭菌不严而造成的感染。

引起医院内感染的病原体多为条件致病菌和对抗菌药物多重耐药的菌株。控制医院内感染应采取综合措施：①成立医院感染的管理组织；②严格执行无菌操作、实行消毒隔离制度；③加强医院环境净化；④合理使用抗生素。

第七节 常见的致病菌

一、病原性球菌

球菌广泛分布于自然界和正常人体，种类多，大多不致病，少数对人致病者称为病原性球菌。因其都能引起化脓性炎症，又被称为化脓性球菌。其主要包括革兰阳性球菌，如葡萄球菌、链球菌、肺炎链球菌，和革兰阴性球菌，如脑膜炎奈瑟菌、淋病奈瑟菌。

（一）葡萄球菌属

葡萄球菌属因堆聚成葡萄串状而得名。其广泛分布于自然界、人和动物体表及与外界相通的腔道中，大多为正常菌群，少数为致病菌。

根据色素和生化反应，葡萄球菌分为金黄色葡萄球菌、表皮葡萄球菌和腐生葡萄球菌。金黄色葡萄球菌多为致病菌，表皮葡萄球菌偶可致病，腐生葡萄球菌一般不致病。

1. 致病物质

（1）血浆凝固酶：由多数致病菌株产生的、能使含抗凝剂的人或家兔血浆发生凝固的酶类物质，是鉴别葡萄球菌有无致病性的重要指标。

（2）葡萄球菌溶血素：为外毒素，致病性葡萄球菌能产生 α、β、γ、δ、ε 五型溶血素，能对人致病的主要是 α 溶血素。其除对多种哺乳动物红细胞有溶血作用外，还对白细胞、血小板、肝细胞、成纤维细胞、血管平滑肌细胞等均有毒性作用。α 溶血素免疫原性强，可用甲醛处理制成类毒素。

（3）杀白细胞素：多数致病菌株产生的、能杀死多种动物白细胞的物质。

（4）肠毒素：临床分离近一半金黄色葡萄球菌可产生 A～F 8 个血清型可溶性肠毒素。此肠毒素为一组对热稳定的可溶性蛋白质，100℃30 分钟仍保存部分活性，其中以 A 型及 D 型引起食物中毒最多见。

金黄色葡萄球菌还可产生表皮剥脱毒素、毒性休克综合征毒素 1 等。

2. 引起的疾病

（1）侵袭性疾病：①皮肤及软组织感染：如疖、痈、毛囊炎、蜂窝组织炎、伤口化脓等，病灶局限，与周围组织界限明显，脓汁黄而黏稠；②全身性感染：因外力挤压疖、痈，或过早切开未成熟的脓肿，导致细菌向全身扩散。在机体抵抗力低时，血中细菌大量繁殖，可引起败血症，或细菌随血流转移到肝、肾、肺、脾等器官，引起脓毒血症；③其他部位感染：如气管炎、中耳炎、肺炎、胸膜炎、脑膜炎、心包炎、心内膜炎等。

（2）毒素性疾病：①食物中毒：食入肠毒素污染的食物 1～6 小时后，病人出现恶心、呕吐、腹泻等急性胃肠炎症状，严重者虚脱或休克，1～2 天可自行恢复，预后良好；②假膜性肠炎：部分正常人群肠道有少量金黄色葡萄球菌寄居，当肠道优势菌受抗菌药物作用被抑制或杀灭，耐药金葡菌乘机繁殖并产生肠毒素 B，引起以腹泻为主的肠炎，为菌群失调性肠炎；③烫伤样皮肤综合征：由金黄色葡萄球菌产生的剥脱性毒素引起，病人皮肤有弥漫红斑、起皱、水疱、最后表皮脱落；④毒性休克综合征：由 TSST－1 引起的毒性休克综合征（TSS），主要有高热、低血压、呕吐、腹泻、猩红热样皮疹，严重时可出现休克。多见于月经期使用阴道塞的妇女，病死率高。

（二）链球菌

链球菌属也是常见的化脓性球菌，广泛分布于自然界和正常人体鼻咽部、胃肠道等处，多为正常菌群。其中部分可引起人类各种化脓性炎症，如猩红热、丹毒、新生儿败血症、细菌性心内膜炎和超敏反应性疾病。

（1）根据溶血现象分类：①甲型（α）溶血性链球菌：菌落周围有狭窄草绿色溶血环，可能是细菌产生的过氧化氢，使血红蛋白氧化成正铁血红蛋白所致；②乙型（β）溶血性链球菌：菌落周围有 2～4mm 的透明溶血环（环内红细胞完全溶解），这类链球菌致病力强，引起人类多种疾病；③丙型（γ）链球菌：不溶血，通常无致病性，偶尔引起感染。

（2）根据抗原结构分类：用于分类的抗原有：①多糖抗原：又称 C 抗原，为群特异性抗原，是除甲型链球菌外的所有链球菌细胞壁共有的。根据其差异将链球菌分为 20 个血清群（A～V），对人有致病的约 90% 为 A 群。②蛋白质抗原：又称表面抗原，位于多糖抗原外层，有 M、R、T、S 四种。其与致病性有关的主要是 M 蛋白。同群链球菌因表面抗原不同，又可分为若干型，如 A 群链球菌根据 M 蛋白不同可分为 80 多个型，通常用 1、2、3 等表示。

1. 致病物质　A 群链球菌致病力最强，可产生多种致病物质。

（1）菌体结构：与链球菌致病性有关的菌体结构分两种。

1）黏附素：即脂磷壁酸（LTA）决定链球菌对宿主细胞的黏附作用；

2）M 蛋白：为链球菌细胞壁中蛋白质成分，具有抗吞噬及变应原作用：①阻止吞噬细胞的吞噬作用；②与心肌等组织结构相似，有共同抗原，引起Ⅱ型超敏反应；③能刺激机体产生相应抗体，形成中等大小免疫复合物，导致Ⅲ型超敏反应，损伤机体。

（2）侵袭性酶：主要有：①透明质酸酶：又名扩散因子，可分解细胞间质的透明质酸，使细菌易在组织中扩散；②链激酶：亦称链球菌纤维蛋白溶解酶，能使血液中纤维蛋白溶解酶原转化为纤维蛋白溶解酶，溶解血凝块或阻止血浆凝固，有利于细菌扩散；③链道酶：亦称链球菌 DNA 酶，能分解脓汁中具有高度黏稠性的 DNA，使脓液稀薄，促进细菌扩散。这些酶都有利于链球菌在组织中扩散。

（3）外毒素：链球菌产生的外毒素如下。

1）致热外毒素：又称红疹毒素或猩红热毒素，是引起猩红热的主要毒素，有 A、B、C 3 个血清型。对机体具有致热和细胞毒作用，引起发热和皮疹。

2）链球菌溶血素：由乙型链球菌产生，根据对氧稳定性的不同分为：①链球菌溶血素 O（SLO）：是含 -SH 的蛋白质毒素，大多数 A 群链球菌株都能产生，对红细胞溶解作用强，对氧敏感，遇氧时 -SH 被氧化成 -SS- 基，失去溶血活性。可使中性粒细胞破坏、死亡，细胞内释放的水解酶类破坏邻近组织，加重链球菌感染。对巨噬细胞、神经细胞、血小板等也有毒性作用。SLO 对心脏极度敏感，可引起心肌损伤，并能加重病毒性心肌炎病变程度。SLO 免疫原性强，感染 2～3 周至病愈后数月到一年内都可检出 SLO 抗体，风湿热病人的血清 SLO 抗体显著增高，活动期尤其显著，效价一般在 1：400 以上。临床常以测定 SL0 抗体含量高低作为风湿热及其活动性的辅助诊断。②链球菌溶血素 S（SLS）：为小分子糖肽，无免疫原性，对氧不敏感，链球菌在血琼脂平板上的溶血环是 SLS 所致。SLS 对白细胞、血小板和多种组织细胞有破坏作用。

2. 引起的疾病　链球菌引起的疾病 90% 由 A 群链球菌引起，常见疾病有四种。

（1）化脓性疾病：①皮肤伤口感染：引起皮肤及皮下组织炎症，如脓疱疮、蜂窝织炎、痈、丹毒等，特点是炎症病灶与正常组织界限不清，脓汁稀薄并带血性，易扩散；②呼吸道感染：引起扁桃体炎、咽喉炎、鼻窦炎、中耳炎、脑膜炎等；③产道感染：引起产褥热；④经淋巴管扩散：引起淋巴管炎和淋巴结炎。

（2）猩红热：由产生致热外毒素的 A 群链球菌引起，是链球菌感染引起的中毒性疾病。可经飞沫传染，潜伏期平均为 3 天，主要特征为发热、咽炎、全身弥漫性鲜红皮疹，疹退后出现明显脱屑，少数病人可因超敏反应出现心、肾损害。

（3）超敏反应性疾病：①急性肾小球肾炎：常见于儿童和青少年，临床表现为蛋白尿、水肿、高血压；②风湿热：可由多种型别的 A 群链球菌引起，有风湿心脏病及风湿关节炎。

（4）甲型链球菌感染：甲型链球菌是口咽部的条件致病菌。当拔牙或摘除扁桃体时，甲型链球菌乘机侵入血流，若心脏先天缺陷或心瓣膜损伤，细菌在损伤部位增殖，可引起亚急性细菌性心内膜炎。

（5）其他链球菌感染：B 群链球菌可引起新生儿肺炎、脑膜炎、败血症等，死亡率高。D 群链球菌是肠道正常菌群，免疫功能低下时，可致泌尿道感染。

（三）肺炎链球菌

肺炎链球菌广泛分布于自然界，常寄居于人类上呼吸道，多数不致病，仅少数为条件致病菌，可引起大叶性肺炎等疾病。

1. 生物学特性　革兰阳性，菌体呈矛头状，钝端相对尖端向外成双排列。在痰和脓汁中呈单个或链状。无鞭毛和芽孢，有毒菌株在机体内形成较厚的荚膜，菌体周围的荚膜区呈不着色的半透明环状。

2. 主要致病物质

（1）荚膜：有抗吞噬作用，使细菌侵入人体后能迅速繁殖而致病。一旦细菌失去荚膜，就失去致病力。

（2）溶血素 O、紫癜形成因子及神经氨酸酶等：它们对人类的致病作用尚不明确。

3. 引起的疾病 肺炎球菌为条件致病菌，只有机体抵抗力减弱时才能治病，主要引起大叶性肺炎，还可继发胸膜炎、脓胸、中耳炎、乳突炎、败血症和脑膜炎等。

（四）奈瑟菌属

奈瑟菌属是一群革兰阴性双球菌，有 10 余种，形态相似，无鞭毛和芽孢，有菌毛和荚膜。对人致病的主要有脑膜炎奈瑟菌和淋病奈瑟菌。

1. 脑膜炎奈瑟菌 是流行性脑脊髓膜炎（流脑）的病原菌。

（1）致病物质：有菌毛、荚膜和内毒素。菌毛可使细菌黏附于宿主细胞表面，有利于细菌入侵；荚膜有抗吞噬作用；内毒素为最重要的致病物质，可使机体发热、白细胞升高、皮肤黏膜淤斑，严重时致中毒性休克和 DIC。

（2）所致疾病：传染源是流脑病人或带菌者，流行期间人群带菌率较高，可达 50%以上。主要经飞沫传播，潜伏期 1～4 天。细菌首先在鼻咽部繁殖，机体抵抗力强时，一般无症状或只表现轻微上呼吸道症状，而抵抗力弱时，细菌在局部大量繁殖后侵入血流引起菌血症或败血症。患者可有恶寒、高热、恶心呕吐、皮肤黏膜出现出血斑。少数病人（多为儿童）可因细菌突破血脑屏障而引起蛛网膜化脓性炎症。病人出现剧烈头痛、喷射性呕吐、颈项强直等脑膜刺激症状，严重病人可出现中毒性休克，预后不良。

2. 淋病奈瑟菌 是引起淋病的病原菌。淋病是目前世界上发病率较高的人类性传播疾病。

（1）致病物质：主要有菌毛、外膜蛋白、内毒素等。菌毛可使菌体黏附到泌尿生殖道上皮细胞表面，并有抗吞噬的作用；外膜蛋白参与黏附宿主细胞，并直接损伤中性粒细胞和抑制抗体的杀菌作用；内毒素可致病变部位发生炎症反应。淋球菌还产生分解 sIgA 的蛋白酶，分解黏膜表面的 sIgA，有利于细菌黏附。

（2）所致疾病：本菌仅感染人类。主要经性接触传染，也可由病人分泌物污染衣服、毛巾、浴盆等传染，所致疾病统称淋病。男性可引起淋病性尿道炎，主要表现为尿频、尿急、尿痛、排尿困难、尿道有脓性分泌物流出等症状，还可引起前列腺炎、输精管炎、附睾炎；女性主要引起淋病性宫颈炎、阴道炎及盆腔炎等，可致不孕症。妊娠期妇女患淋病，可引起胎儿宫内感染，导致流产、早产等。新生儿出生时感染可引起眼结膜炎，眼角有大量脓性分泌物，称为脓漏眼。

二、肠道杆菌属

肠道杆菌属是一大群寄居于人和动物肠道中生物学性状相似的革兰阴性、无芽孢的短小杆菌。其大多为肠道正常菌群，但在宿主免疫力下降或寄居部位改变时，可成为条件致病菌，引起肠道传染病。

（一）埃希菌属

埃希菌属为肠道的正常菌群，一般不致病，其中以大肠埃希菌（E. coli）最为重要。当婴儿出生后数小时，该菌就进入肠道并伴随终生，在肠道中可合成维生素 B 和维生素 K 等供人体吸收利用。当人体免疫力下降，细菌侵入肠外组织或器官时，可引起肠道外化脓性炎症。某些血清型菌株致病性强，侵入肠道可引起感染，导致腹泻，被称为致病性大肠杆菌。在卫生学上，大肠埃希菌常被作为粪便污染的检测指标。

1. 致病物质

（1）定居因子：是特殊菌毛，由细菌质粒控制并传递，有较强的黏附肠黏膜细胞的能力，以保护细菌不被肠分泌液和肠蠕动清除。

（2）肠毒素：致病性大肠埃希菌产生的肠毒素有两种。①不耐热肠毒素（LT）：为蛋白质，不耐热，65℃30 分钟即被破坏。LT 的致病机制与霍乱肠毒素相似。②耐热肠毒素（ST）：为小分子蛋白，对热稳定，100℃20 分钟不被破坏。

2. 所致疾病

（1）肠道外感染：属内源性感染，由大肠埃希菌离开肠道引起，如肾盂肾炎、膀胱炎、尿道炎、腹膜炎、胆囊炎、阑尾炎等。婴幼儿可发生脑膜炎。

（2）肠道内感染（急性腹泻）：由致病性大肠埃希菌感染引起。致病性大肠埃希菌主要有：①肠产毒性大肠埃希菌（ETEC）：由定居因子帮助黏附到小肠上皮细胞，并产生不耐热肠毒素，是婴幼儿和旅游者最常见的腹泻病原菌。临床多表现为轻度腹泻，也可出现严重的霍乱样水泻；②肠致病性大肠埃希菌（EPEC）：是婴儿腹泻的重要病菌，严重者可致死。成人少见，通常自限，但可转变为慢性；③肠侵袭性大肠埃希菌（EIEC）：引起类似志贺菌的腹泻。通常感染成人和较大儿童，主要产生内毒素侵犯肠黏膜，使细胞破坏，形成炎症和溃疡，出现黏液脓血便。一般较少见；④肠出血性大肠埃希菌（EHEC）：产生类志贺毒素（SLT），引起散发性或爆发性出血性结肠炎和严重腹泻，还可导致出血溶血性尿毒综合征和急性肾衰竭；⑤肠凝聚性大肠埃希菌（EAEC）：为发展中国家的一种引起急、慢性腹泻的病原菌。

3. 卫生细菌学检查　大肠埃希菌常随粪便排出污染周围环境、水源和食品。样品中检出大肠埃希菌愈多，表示被粪便污染愈严重，也间接表明可能有肠道致病菌污染。卫生细菌学检查常以其中细菌总数（每毫升或每克样品中所含的细菌数）和大肠菌群数（1 升样品中的大肠菌群数，大肠菌群是指在 24 小时发酵乳糖产酸产气的大肠埃希菌、枸橼酸杆菌、克雷伯菌和产气杆菌）为标准。我国卫生标准中，每毫升饮水、汽水、果汁细菌总数不得超过 100 个；每升饮水大肠菌群数不超过 3 个；瓶装汽水、果汁等每 100ml 中大肠菌群数不得超过 5 个。

（二）志贺菌属

志贺菌属是引起人类细菌性痢疾的病原菌，对人类致病的主要有痢疾志贺菌、福氏志贺菌、宋内志贺菌和鲍氏志贺菌等四群。

致病物质主要有侵袭力和内毒素，有些菌株可产生外毒素。引起人类细菌性痢疾的传染源是病人和带菌者，经消化道感染。潜伏期 1～3 天，10～200 个细菌便可致病。常见的细菌性痢疾有三种类型。

1. 急性菌痢（湿热痢） 发病急，症状严重。常见有发热、下腹痛、腹泻及明显里急后重、黏液脓血便等典型症状。

2. 中毒性菌痢（疫毒痢） 多见于小儿，发病急，出现全身严重的中毒症状，如高热（≥40℃）、感染性休克、DIC 等，病死率高。常无明显的消化道症状，可能是病人对内毒素特别敏感，细菌内毒素从肠壁迅速吸收入血所致。

3. 慢性菌痢 病程超过 2 个月，迁延不愈或时愈时发，常由急性菌痢治疗不彻底或机体抵抗力较低转变而来，多见于福氏志贺菌感染时。

（三）沙门菌属

沙门菌属是一大群寄生于人和动物肠道内，生化反应和抗原构造相似的革兰阴性杆菌。仅少数对人致病，如伤寒沙门菌和甲、乙、丙型副伤寒沙门菌。有些对人和动物都致病，如猪霍乱沙门菌、鼠伤寒沙门菌和肠炎沙门菌等十余种。

致病物质主要有三种。

（1）侵袭力：菌毛吸附小肠黏膜上皮细胞，并穿过上皮细胞到达皮下组织，被吞噬细胞吞噬，Vi 抗原的抗吞噬作用，造成不完全吞噬，细菌可随吞噬细胞到达机体其他部位。

（2）内毒素：沙门菌释放毒力强的内毒素，激活补体系统，吸引中性粒细胞，引起肠道局部炎症。其被吸收入血可引起全身中毒，如出现发热、白细胞减少、中毒性休克等症状。

（3）肠毒素：某些沙门菌，如鼠伤寒沙门菌，能产生类似肠产毒性大肠杆菌的肠毒素，引起腹泻。

沙门菌属主要引起的疾病如下。

（1）伤寒与副伤寒：又称肠热症，由伤寒沙门菌和甲、乙型副伤寒沙门菌引起。通过粪－口途径传播。

（2）急性胃肠炎（食物中毒）：为最常见的沙门菌感染，常见集体食物中毒。

（3）败血症：多见于儿童或免疫功能低下的成人，常由猪霍乱沙门菌、丙型副伤寒沙门菌、鼠伤寒沙门菌、肠炎沙门菌感染引起，细菌侵入肠道后很快入血，肠道病变不明显，但全身症状严重，有寒战、高热、厌食、贫血等，常伴有脑膜炎、骨髓炎、心内膜炎、胆囊炎等。粪便培养阴性，而血培养阳性率高。

三、霍乱弧菌

霍乱弧菌是烈性消化道传染病霍乱的病原菌，革兰染色阴性，弧形，有鞭毛、菌毛。在人类历史上，霍乱发生过 7 次世界性大流行。

霍乱弧菌致病物质主要有两种。

（1）鞭毛与菌毛：霍乱弧菌进入小肠后，靠菌毛黏附于肠壁上皮细胞刷状缘的微绒毛上，产生黏液素酶液化黏液，靠活泼的鞭毛运动穿过黏液屏障。

（2）霍乱肠毒素：为不耐热的蛋白质外毒素。

霍乱传染源是患者与带菌者，主要经污染的水源或食物经口感染。人类是霍乱弧菌唯一易感者。

四、破伤风梭菌

破伤风梭菌存在于人和动物的肠道内，可经粪便污染土壤，再由伤口感染而致病。

1. 致病条件 破伤风梭菌经伤口侵入机体，因侵袭力弱，只在局部繁殖，伤口缺氧有利于芽孢发芽及细菌繁殖产生外毒素而致病，常见致病条件有：①伤口深而窄，混有泥土杂物；②伤口坏死组织多、出血严重；③伤口中同时伴有需氧菌或兼性厌氧菌混合感染；④使用被芽孢污染又未彻底灭菌的接生用具感染新生儿脐带残端，或使用未彻底灭菌的器械处理伤口。

2. 致病物质 破伤风梭菌产生的外毒素有破伤风溶血毒素和破伤风痉挛毒素：①破伤风溶血毒素，与链球菌溶血毒素 O 相似，对人体致病作用不详；②破伤风痉挛毒素，为神经毒素，毒性很强，对人的致死量小于 1μg，不耐热，可被蛋白酶破坏，故在胃肠道内无致病作用。其有免疫原性，可刺激机体产生相应抗毒素抗体，经可 0.3% 甲醛脱毒成为类毒素，可特异性预防破伤风。

3. 所致疾病 为全身或局部破伤风。新生儿也可因出生时接生用器械未灭菌而感染患新生儿破伤风，死亡率极高。

五、产气荚膜梭菌

产气荚膜梭菌是引起气性坏疽的主要病原菌。其致病条件与破伤风梭菌相似。产气荚膜梭菌能产生多种外毒素和多种侵袭性酶，有荚膜，侵袭力强。其外毒素有 α、β、ε 和 τ、θ、γ、η、κ、λ、μ、ν 等 10 余种，对人致病的主要是：A 型引起气性坏疽和食物中毒，C 型可引起坏死性肠炎。

六、肉毒梭菌

肉毒梭菌广泛分布于土壤和动物粪便中。食物被本菌污染后，在厌氧条件下产生毒性极强的毒素，食用后出现独特的神经中毒症状。

肉毒梭菌致病因素是毒力最强的一种外毒素。此外毒素毒性比氰化钾强 1 万倍，1 毫克纯化的肉毒毒素能杀死 2 亿只小鼠，0.1μg 能使人致死。根据肉毒毒素免疫原性不同，可将其分为 A、B 等 8 个型，致人中毒的主要为 A、B 型。

肉毒毒素是神经毒素，人食入带有肉毒毒素的豆制品、发酵面制品、罐头、火腿等食物后，毒素经肠道吸收，由淋巴和血液循环扩散。主要作用于颅脑神经核和外周神经末梢及神经肌肉接头处，阻碍乙酰胆碱释放，影响神经冲动传递，致肌肉松弛性麻痹，引起最严重的食物中毒。本病起病突然，以神经系统症状为主，如眼睑下垂、眼球肌肉麻痹、斜视、吞咽困难、呼吸肌和心肌麻痹而死亡。病人很少见肢体麻痹，不发热、神智清楚。6 个月以下婴儿食入肉毒梭菌芽孢污染的食物（如蜂蜜）后可引起婴儿食物中毒（婴儿肉毒病），表现为便秘、吮乳无力、吞咽困难、眼睑下垂、全身肌张力减退，严重者造成婴儿猝死。

七、结核分枝杆菌

（一）致病性

结核分枝杆菌是引起结核病的病原菌。结核病至今仍为重要的传染病之一。据WHO报道，目前全世界约有1/3的人口感染结核分枝杆菌，有2亿多活动性结核病患者，每年约有800万新增结核病例发生，至少有300万人死于该病。有些地区因艾滋病、吸毒等原因，结核病的发病率也有上升趋势。

结核分枝杆菌无侵袭性酶，不产生毒素。其致病性可能与在组织细胞内大量繁殖引起的炎症、菌体成分、代谢产物的毒性及机体对菌体成分产生的免疫损伤有关。

结核分枝杆菌引起的结核病，中医称痨病。其主要通过呼吸道、消化道和损伤的皮肤侵入易感机体，其中以呼吸道传染引起的肺结核（中医称肺痨）最多见。临床表现为咳嗽、咯血、午后低热、盗汗、体重减轻等症状。由于感染结核杆菌的毒力、数量、次数和感染者的免疫状态不同，肺结核分为原发感染和原发后感染两类。

1. 原发感染 多发生于儿童。细菌经呼吸道侵入易感者体内，在肺泡局部引起渗出性炎症，称为原发灶。结核杆菌经淋巴管扩散至肺门淋巴结，引起肺门淋巴结肿大。原发灶、淋巴管炎和肿大的肺门淋巴结称为原发复合征。感染3～6周后，机体产生特异性细胞免疫，同时出现迟发型超敏反应。因病灶中结核分枝杆菌细胞壁磷脂的作用，使病灶中产生周围包着上皮样细胞的干酪样坏死物，外面有淋巴细胞、巨噬细胞和成纤维细胞，形成结核结节。随着特异性免疫的产生，90%以上的原发感染可经纤维化或钙化而自愈。有少数患者因免疫力低下，结核分枝杆菌可经血流扩散，引起全身粟粒性结核，或侵犯淋巴结、骨、关节、肾及脑膜等，引起相应的结核病。

2. 原发后感染 多发生于成年人或年龄较大的儿童。结核分枝杆菌潜伏于原发感染灶内（内源性感染）或从外界再次侵入（外源性感染）。由于机体已形成对结核分枝杆菌的特异性细胞免疫，故对再次侵入的结核分枝杆菌有较强的抵抗能力。病灶常被限于局部，被纤维囊包围的干酪样坏死灶，可钙化痊愈。若干酪样坏死发生液化，结核杆菌则在液化灶中大量繁殖。

（二）免疫性

1. 免疫性及超敏反应 人类对结核分枝杆菌有一定的免疫力。机体感染后产生的多种抗体，对机体无保护作用，抗结核免疫主要是细胞免疫。

在结核分枝杆菌的感染中，感染、免疫、超敏反应同时存在。结核分枝杆菌主要引起Ⅳ型超敏反应，由结核菌素蛋白和蜡质D结合引起。

2. 结核菌素试验 结核菌素试验是用结核分枝杆菌蛋白质来检测受试者对其是否能发生迟发型超敏反应的皮肤试验。结核菌素包括：旧结核菌素（OT），是结核分枝杆菌在甘油肉汤中的培养物经杀菌、过滤、浓缩而成；另为纯蛋白衍生物（PPD），是将结核分枝杆菌用三氯醋酸沉淀纯化制成。最常用的是OT。常规试验取5U OT注射于人体前臂屈侧皮内，48～72小时后观察结果，如局部出现红肿、硬结，直径为0.5～1.5cm，为阳性，表明机体曾感染过结核分枝杆菌，并建立了抗结核免疫；如大于1.5cm，为强阳性，体内可能有活动性结核病灶，需要做进一步检查；小于0.5cm，为阴性，表明机体未感染结核分枝杆菌，未建立抗结核免疫。但应考虑下列情况也有可能出现阴性：①原发感染早期，机体尚未产生反应；②粟粒样结核等全身严重结核病；③患某些严重传染病，机体细胞免疫功能低下；④严重营养不良或者极度虚弱者；⑤肿瘤、器官移植使用免疫抑制剂者及艾滋病人等。

结核菌素试验的应用：①选择卡介苗接种对象；②测定卡介苗接种效果；③诊断婴幼儿结核病；④测定细胞免疫功能；⑤结核分枝杆菌感染的流行病学调查。

八、白喉棒状杆菌

白喉棒状杆菌是引起白喉的病原菌。携带 β－棒状杆菌噬菌体的白喉棒状杆菌分泌的外毒素，毒性强，能抑制敏感细胞蛋白质合成，破坏细胞正常生理功能，引起组织坏死。

白喉多在秋冬季流行。白喉病人及带菌者为传染源，随飞沫或污染物品传播。细菌通常在鼻咽部黏膜细胞内繁殖，产生毒素，引起局部炎症及全身中毒症状。由于细菌和毒素的作用使局部黏膜上皮细胞坏死、血管扩张、组织水肿、炎症细胞浸润，血管渗出液中含有纤维蛋白，将炎症细胞、黏膜坏死组织和细菌凝聚一起，形成灰白色膜状假膜。假膜下段易脱落，引起呼吸困难或窒息。此为白喉早期致死的主要原因。白喉外毒素进入血液，迅速与敏感组织如周围神经、心肌、肾上腺、肝、肾等结合，引起各种临床症状，如心肌炎、软腭麻痹、声嘶、肾上腺功能障碍等。

第八节 支 原 体

支原体是缺乏细胞壁，呈多形态性，可通过细菌滤器，能在无生命培养基中生长繁殖的最小原核细胞型微生物。支原体在自然界分布广，种类较多，大多为腐生菌，少数有致病性。

主要致病性支原体有两种。

1. 肺炎支原体 其是引起原发性非典型性肺炎、上呼吸道感染和慢性支气管炎等的病原体。主要经呼吸道传播，以夏秋季青少年感染为多见。支原体吸附于呼吸道黏膜细胞表面，经微管细胞释放核酸酶、外毒素、过氧化氢和超氧阴离子等，使上皮细胞肿胀、坏死、脱落。病变以间质性肺炎为主，感染后一般症状较轻，可表现为咳嗽、发热、头痛等一般症状，还可引起咽炎、鼻炎、中耳炎、气管炎，也有表现为顽固性咳嗽、胸痛、淋巴结肿大等，有时还有心血管、神经系统等症状出现。

2. 溶脲脲原体 能分解尿素，在培养基上形成的菌落很小，故又称 T 株，是引起非淋菌性尿道炎（阴道炎）的重要病原体之一。主要通过性行为或母婴垂直传播，也可常在患淋病时感染，是某些淋病患者治愈后的遗留症状。可引起盆腔炎、输卵管炎、宫颈炎、睾丸炎及副睾丸炎、慢性前列腺炎、尿路结石等。还可垂直传给胎儿，引起早产、死胎或分娩时引起新生儿呼吸道感染。现有发现，该脲原体可阻碍精子与卵子结合或造成精子免疫损伤，引起不育。

第九节　衣　原　体

衣原体是一类能通过滤菌器，专性活细胞内寄生，有独特发育周期的原核细胞型微生物。其广泛寄生于人类、哺乳动物及禽类体内。

衣原体的共同特征如下。

1. 大小介于病毒与细菌之间，光镜可见。

2. 有细胞壁，但无肽聚糖。

3. 有独特的发育周期。

（1）原体：较小，呈球形，有细胞壁，细胞内含致密的核质及核蛋白体，无繁殖能力，传染性强，为感染形式。

（2）网状体又称为始体：由原体逐渐发育而成，球形，无细胞壁，代谢活跃，细胞内纤维疏松呈网状，二分裂繁殖，无传染性，为繁殖形式。

4. 含两种核酸，但因所含酶类不全，不能进行完整能量代谢。

5. 对某些抗生素敏感。

衣原体所致疾病有五种。

1. 沙眼　由沙眼衣原体生物变种 A、B、Ba 及 C 血清型引起。经接触感染，受染细胞质内形成散在型、帽型、桑葚型或填塞型包涵体及淋巴滤泡。发病缓慢，早期表现有流泪、结膜充血等，后期可出现滤泡增生、眼睑内翻、倒睫及角膜血管翼，严重者可使角膜损坏，影响视力，导致失明。沙眼仍是全球性致盲的主要原因之一。沙眼衣原体是我国学者汤飞凡 1956 年首次在世界上分离成功的。

2. 包涵体结膜炎　由沙眼生物变种 D－K 型引起。婴儿可经产道感染，引起急性化脓性结膜炎。成人多由污染的游泳水而感染，引起滤泡性结膜炎。急性期有结膜充血、滤泡形成和大量渗出，又称红眼病，但不侵犯角膜，预后较好。

3. 泌尿生殖道感染　性接触感染，也是引起非淋病性尿道炎重要的病原体之一。男性多表现为尿道炎，症状较轻，可自行缓解，但多数能发展为慢性并周期性加重，亦可合并附睾炎、直肠炎等；女性可引起尿道炎、宫颈炎、盆腔炎等，输卵管炎是其较严重的并发症，可致不孕或宫外孕。淋病奈瑟菌还常与之合并感染，有促进其繁殖的作用。

4. 性病淋巴肉芽肿　由性病淋巴肉芽肿生物变种引起。因性接触感染，男性常侵犯腹股沟淋巴结，引起化脓性淋巴结炎和慢性淋巴肉芽肿；女性侵犯会阴、肛门、直肠等组织，引起会阴—肛门—直肠组织狭窄。

5. 上呼吸道感染　由鹦鹉热衣原体和肺炎衣原体引起。前者主要先引起鸟类自然感染，也可经呼吸道传染人类，引起上呼吸道感染或肺炎；后者只感染人类，经呼吸道传播，可致急性呼吸道感染、扁桃体炎、咽炎、肺炎、鼻窦炎等，起病缓慢，无症状或症状轻微者多见。

近年有报道，肺炎衣原体感染可能与冠状动脉粥样硬化性心脏病发生有关。

第十节　立克次体

立克次体是一类介于细菌与病毒之间，专性活细胞内寄生，由节肢动物传播的原核细胞型微生物。其是为纪念首先发现并在研究斑疹伤寒时不幸被感染而牺牲的美国医生 Ricketts 而得名。在我国，可见到的对人有致病性的立克次体主要有普氏立克次体、斑疹伤寒立克次体、恙虫病立克次体。

立克次体的共同特征有：①大小介于细菌与病毒之间，光镜可见；②大多可人畜共感染；③节肢动物既是储存宿主，又为传播媒介；④含 DNA 和 BNA 两种核酸，专性活细胞内寄生，二分裂繁殖；⑤对多种抗生素敏感。

立克次体引起的疾病主要有以下三种。

1. 流行性斑疹伤寒　由普氏立克次体感染引起，又称虱型斑疹伤寒，传播途径为人 - 人虱 - 人。病人是传染源，虱叮咬病人后，立克次体进入虱肠道，并在其上皮细胞中繁殖，随虱粪排出。虱粪中的立克次体经人体皮肤微小伤口侵入，感染后经 2 周左右潜伏期骤然发病，出现皮疹、高热，可伴有神经系统和心血管系统及其他实质性器官损害。

2. 地方性斑疹伤寒　由莫氏立克次体感染引起。鼠是该立克次体的天然宿主，也是重要传染源。通常先以鼠蚤为媒介在鼠群中传播，鼠蚤粪便中立克次体经皮肤小伤口感染人体，又称鼠型斑疹伤寒。若人群中有虱寄生，也能以人虱为媒介在人群中传播。传播途径为：鼠 - 鼠蚤 - 人、或人 - 人蚤 - 人。该病症状及体征较轻，病程较短，一般无重要器官损伤。

3. 恙虫病　由恙虫病立克次体感染引起。此病主要流行于西太平洋岛屿及东南亚，国内可见于西南和东南地区，鼠是重要传染源，恙螨是传播媒介，又是储存宿主。传染途径为：鼠 - 恙螨 - 人。经 1 ~ 3 周潜伏期，突然发病。被立克次体叮咬局部先发红，出现丘疹、水疱，形成溃疡，周围红晕，上盖黑色痂皮，为恙虫病的重要特征。

第十一节　螺　旋　体

螺旋体是介于细菌和原虫之间的细长、柔软、弯曲呈螺旋状、运动活泼的原核细胞型微生物。螺旋体具有细菌的基本结构，但胞壁与胞膜之间有轴丝相连，借轴丝伸缩菌体能活泼运动。有的螺旋体能人工培养，有的需活细胞培养，以二分裂方式繁殖。其对多种抗生素，特别对青霉素敏感。螺旋体种类多，对人有致病性的主要有三个属。

1. 钩端螺旋体属　螺旋致密而规则。菌体一端或两端弯曲呈钩状。对人致病的主要是钩端螺旋体。

2. 密螺旋体属　有 8 ~ 14 个细密而规则的螺旋。对人致病的主要是梅毒螺旋体、雅司螺旋体。

3. 疏螺旋体属　有 3 ~ 10 个稀疏而不规则螺旋，对人致病的有回归热螺旋体、伯氏螺旋体（Lyme 病螺旋体）、奋森螺旋体等。

第十二节　放　线　菌

放线菌是一大类有分支菌丝的单细胞原核细胞型微生物。因其菌落呈放射状而得名。放线菌分布十分广泛，种类繁多，但多数是需氧腐生菌，少数对人及动植物可致病。此外，放线菌还在工业生产和医药卫生行业中发挥着重要作用。

放线菌为非抗酸性丝状菌，菌丝细长无隔，有分枝，革兰染色阳性。在血琼脂培养基中经25℃～30℃、pH 7.2～7.4 培养后，可形成灰白或淡黄色粗糙型小菌落。此菌落也常在患者病灶组织和脓样物质中用肉眼可见，称硫黄颗粒。将硫黄颗粒制成压片，显微镜下呈菊花状，常用于放线菌感染的诊断。

常见放线菌种类如下。

1. 产生抗生素的放线菌　主要有链毒菌属、诺卡菌属、小单孢菌属、游动放线菌属等，其所含菌种在1000种以上，可产生近3000余种抗生素。

2. 致病性放线菌

(1) 衣氏放线菌：可存在于正常人口腔、齿垢、扁桃体及咽部，属于正常菌群。当机体抵抗力下降或拔牙、口腔黏膜损伤时可引起感染，导致软组织慢性或亚急性肉芽肿性炎症。感染部位多发于面、颈部，亦可发生在肺部、肠道。

(2) 诺卡菌：对人致病的有星形诺卡菌和巴西诺卡菌。前者主要经呼吸道，引起肺部感染，急性感染类似肺炎、肺脓肿，慢性感染类似肺结核、肺真菌病；亦可经伤口侵入皮下引起慢性化脓性肉芽肿与瘘管形成。巴西诺卡氏菌感染好发于脚和腿部。

第十三节　真　　菌

真菌是一类有典型细胞核和完整的细胞器，不含叶绿素，无根、茎、叶分化的真核细胞型微生物。真菌广泛存在于自然界，种类繁多，约有10余万种，大多数对人有益无害，少数可引起人体疾病。近年来，临床发现真菌感染率明显上升。与医学有关的真菌可分为四个亚门，即接合菌亚门、子囊菌亚门、担子菌亚门、半知菌亚门。对人体有害的真菌绝大部分存在于半知菌亚门中。

真菌细胞比细菌大几倍至数十倍，在不同条件下呈多型性，真菌细胞结构完整并且复杂。其细胞壁不含肽聚糖，由多糖（75%）、蛋白质（25%）组成的几丁质和纤维素组成。真菌细胞膜含固醇，其他细菌细胞膜相似。真菌细胞质内细胞器较完善，有多种亚细胞结构，如内质网、高尔基器等。真菌细胞核发育完善，有典型的核仁、核膜。真菌按结构分可为单细胞真菌和多细胞真菌。

1. 单细胞真菌　由孢子和假菌丝组成。孢子和假菌丝为同一个细胞，是由孢子出芽延长的芽管不与母细胞脱离而形成假菌丝。常见有酵母菌、白色念珠菌、新型隐球菌等。

2. 多细胞真菌　由多个细胞组合而成，大多具有菌丝和孢子，常见有孢子丝菌、皮肤癣真菌、霉菌等。真菌的菌丝和孢子形态不同，是鉴别的重要依据。

（1）菌丝：由真菌孢子在适宜环境条件下，出芽形成芽管，再逐渐延长呈长丝状。菌丝继续生长形成许多分枝，并交织成团，称菌丝体。有的菌丝伸入培养基中吸取养料，称营养菌丝；有的向上生长，称气生菌丝；有的能产生孢子，称生殖菌丝；菌丝内形成的横隔将1条菌丝分隔成多个细胞，称为有隔菌丝。大多数致病真菌为有隔菌丝。

（2）孢子：是真菌的繁殖结构，分有性孢子和无性孢子两种。前者是由两个细胞融合而形成的；后者是由菌丝上的细胞分化或出芽形成的。病原性真菌大多为无性孢子。无性孢子依形态可分三种：①分生孢子：生殖菌丝末端细胞分裂或收缩形成，也可由菌丝侧面出芽形成，按其形态和构成又分大分生孢子和小分生孢子；②叶状孢子：菌丝内细胞直接形成，包括芽生孢子、厚膜孢子、关节孢子；③孢子囊孢子：菌丝末端膨大形成孢子囊，内含大量孢子，如毛真菌等。

不同真菌的致病性不同，根据引起疾病类型的差异，将其分为病原性真菌、条件致病性真菌、中毒性真菌、致癌真菌等，还可依感染部位分为浅部感染真菌和深部感染真菌。

1. 浅部感染真菌

（1）皮肤表面感染真菌：寄居于人体皮肤和毛干的最表层，如秕糠马拉癣菌，可致皮肤表面出现黄褐色的花斑癣，似汗渍斑点，俗称汗斑。

（2）皮肤癣真菌：包括毛癣菌、表皮癣菌和小孢子癣菌，经接触而使人体感染。皮肤癣真菌有嗜角质蛋白的特性，其病变部位的病理变化是由真菌增殖后产生的酶和酸性代谢产物刺激所致，可引起皮肤、毛发和指（趾）甲等浅部组织感染，如手足癣、体癣、股癣等。毛癣菌和表皮癣菌可侵犯指（趾）甲，引起甲癣（俗称灰指甲），使指（趾）甲失去光泽并增厚变形。此外，毛癣菌与小孢子癣菌还可侵犯毛发，导致头癣、黄癣和须癣等。手足癣及皮肤癣病是人类最常见的真菌病。

（3）皮下组织感染真菌：包括着色真菌和孢子丝菌：①着色真菌主要有卡氏枝孢真菌和裴氏着色芽生菌。感染多发生在暴露部位，病损皮肤变黑，故称着色真菌病，病程可长达几十年；②致病孢子丝菌主要为申克孢子丝菌，为腐生性真菌。其广泛存在于土壤、植物、木材中，经皮肤微小损伤侵入，沿淋巴管分布，引起慢性肉芽肿，使淋巴管形成链状硬结，称为孢子丝菌下疳。

2. 深部感染真菌（条件致病性真菌）

（1）新型隐球菌：是一种条件致病性真菌，为圆形的酵母型菌，外周有荚膜，折光性强，一般染色法不易着色而难以发现，故称隐球菌。人因吸入被带菌鸽粪污染的空气而感染，大多感染者症状不明显，且能自愈；某些感染者可出现支气管肺炎，严重病例因肺大片被浸润，呈暴发型感染而迅速死亡。免疫力低下者，可表现为肺和脑的急性、亚急性或慢性感染。肺部感染可扩散至皮肤、黏膜、骨和内脏等。

（2）假丝酵母菌：俗称念珠菌，主要包括白假丝酵母菌、热带假丝酵母菌等，为单细胞的条件致病性真菌。其多在机体抵抗力下降时，引起皮肤、黏膜及内脏的急性和慢性炎症，表现为念珠菌皮肤感染、念珠菌肠炎、肺炎、气管炎、膀胱炎及鹅口疮等，还可致脑膜炎、脑脓肿等。

（3）卡氏肺孢菌：过去认为是原虫，现已证实为真菌。其广泛分布于自然界，健康人感染仅出现亚临床症状，当各种原因出现免疫缺陷时，感染可引起肺炎，如艾滋病患者感染后使疾病呈渐进性，最终因窒息而死。此菌对多种抗真菌药物不敏感。

真菌引起的疾病如下。

1. 真菌超敏反应性疾病 有些真菌本身无致病性，但当敏感者吸入或食入其菌丝或孢子可导致各种类型超敏反应，如荨麻疹、变态反应性皮炎与哮喘等。

2. 真菌性中毒症 某些真菌能产生大量毒素并污染受潮粮食，使其发生霉变。当人或动物食用后可引起急、慢性中毒，致肝、肾、造血系统损害。有的作用于神经系统可引起抽搐、昏迷等症状。真菌中毒与一般细菌性或病毒性感染不同，没有传染性，不引起流行。真菌的毒素在污染的粮食中产生，受环境条件影响，所以其发病有地区性和季节性。

3. 真菌毒素与肿瘤的关系 近年来研究发现，某些真菌代谢产物与肿瘤发生有关，其中研究最多的是黄曲霉毒素。在肝癌高发区的花生、玉米、油粮作物中，黄曲霉毒素污染率很高。实验证明，大鼠饲料中含 0.015ppm 黄曲霉毒素即可诱发产生肝癌。

第十四节 病毒概论

一、病毒的生物学性状

病毒是体积微小、结构简单、只含一种类型核酸（DNA 或 RNA）、必须在活的易感细胞内以复制方式进行增殖的非细胞型微生物。

病毒与人类疾病有着密切关系。目前由微生物引起的人类疾病中，约 75% 是由病毒引起的。病毒性疾病具有传染性强、传播迅速、传播途径广泛、并发症复杂、后遗症严重、诊治困难、死亡率高等特点，且很少有特效药物。除传染病外，还发现有的病毒与肿瘤、自身免疫病等的发生也密切相关。

完整成熟的病毒颗粒称为病毒体。病毒体积微小，必须用电子显微镜才能看见，其测量单位为纳米（nm）。病毒大小差别悬殊，直径介于 20 ~ 300nm 之间，大多数病毒在 100nm 左右。

病毒的形态多种多样：感染人和动物的病毒大多呈球形或近似球形，少数呈弹状（如狂犬病毒）、砖形（如痘病毒）；感染植物的病毒多呈杆状或丝状（某些动物病毒也呈丝状）、感染细菌的病毒（噬菌体）多为蝌蚪形。

病毒体结构简单，可分为三个部分，即核心（由一种类型的核酸，即 DNA 或 RNA 组成，据此可分为 DNA 病毒和 RNA 病毒两大类，病毒核心还有少数功能蛋白，如病毒核酸多聚酶、转录酶或反转录酶等。病毒核酸携带病毒的全部遗传信息，决定病毒的感染、增殖、遗传和变异等生物学性状）、衣壳（是包在病毒核心外的一层蛋白质，由一定数量的壳粒组成，每个壳粒又由一个或多个多肽链组成，具有免疫原性、保护病毒核酸、参与病毒感染等作用）和包膜（某些病毒在其衣壳外还包裹着一层脂质双层膜，是病毒由宿主细胞释放通过细胞膜、核膜等时获得的。有些病毒的糖蛋白在包膜表面形成钉状突起，称为刺突或包膜子粒，能赋予病毒一些特殊功能。主要功能有：①维护病毒结构的完整性；②参与病毒感染；③具有免疫原性）。

二、病毒的增殖

病毒不具备独立进行生物合成的结构和酶系统，只有进入活的易感宿主细胞内，借助其生物合成的原料、能量及场所才能进行增殖。病毒增殖的方式为复制，即以病毒基因组为模板，在 DNA 多聚酶或 RNA 多聚酶及其他必要因素作用下，合成子代病毒的核酸与蛋白质，装配成完整的病毒颗粒并释放至细胞外。病毒复制周期一般可分为吸附、穿入、脱壳、生物合成、组装与释放五个阶段。

病毒在宿主细胞内增殖时，若病毒本身基因组不完整或发生变化，或细胞缺乏病毒复制所需的酶、能量等条件，则会出现异常增殖：①顿挫感染：指宿主细胞不能为病毒复制提供所需的酶、能量等，致使病毒在其中不能合成，或虽能合成，但不能组装成完整的病毒体。②缺陷病毒：指病毒基因组不完整或基因位点改变，致使病毒在宿主细胞内复制出不完整、无感染性的病毒颗粒，称为缺陷病毒。当缺陷病毒与另一病毒共同培养时，若后者能为其提供所缺乏的物质，则能使缺陷病毒完成正常增殖。如丁型肝炎病毒是缺陷病毒，能与乙型肝炎病毒共存并致病。

三、病毒的感染

（一）病毒感染的方式及途径

1. 水平传播 病毒在不同人体间，或受染动物与人体间的传播，称为水平传播。病毒通过水平传播而侵入机体的途径有消化道、呼吸道、血液、昆虫媒介、性接触等。

2. 垂直传播 病毒经胎盘由母亲传给胎儿的传播方式。垂直传播是病毒感染的重要途径之一，现已知有 10 余种病毒可经垂直传播，如乙型肝炎病毒、风疹病毒、巨细胞病毒及人类免疫缺陷病毒等。此种传播方式易致死胎、流产、早产或先天畸形出现，子代也可没有任何症状成为病毒携带者。垂直传播较难控制，应注意孕期及围产期保健，尤其是在妊娠前 3 个月内应注意预防。

（二）病毒感染的类型

病毒感染机体后，依病毒种类、毒力强弱和机体免疫力等不同，可表现出不同临床类型。

1. 隐性感染 病毒感染机体后不引起临床症状，称为隐性感染，又称亚临床感染。大多数隐性感染者可获得对该病毒的免疫力。

2. 显性感染 机体在感染病毒后因组织细胞受损严重而表现出明显临床症状，称为显性感染。显性感染可以是局部感染，也可以是全身感染。根据发病缓急及病毒在体内持续时间，又可分为急性感染和持续性感染。

（1）急性感染：机体感染病毒后，一般潜伏期短，发病急，病程数日至数周。恢复后体内不再有病毒，并获得特异性免疫力，如麻疹、甲型肝炎等。

（2）持续性感染：是病毒感染的重要类型。病毒在机体内持续数月至数年，甚至数十年，可出现症状或不出现症状，成为长期带病毒者。根据致病机制及临床表现不同，可分为：①慢性感染：病毒显性或隐性感染后，可持续存在于血液或组织中，并不断被排出体外，病程长达数月至数十年，患者临床症状轻微或成为无症状病毒携带者。在整个持续过程中可分离培养或检出病毒，如慢性乙型肝炎。②潜伏感染：隐性或显性感染后，病毒存在于某一组织或细胞中，呈潜伏状态，不产生有感染性的病毒体，用一般方法不能分离出病毒。在某些条件下病毒可被激活而转为急性感染，如水痘－带状疱疹病毒等。③慢发病毒感染：又称迟发病毒感染。病毒感染后潜伏期长达数月、数年至数十年。既不能分离出病毒，也无症状，缓慢出现进行性病变，常导致患者死亡。此类感染较为少见，但后果严重，如麻疹病毒感染后引起的亚急性硬化性全脑炎（SSPE）。近来研究发现，有些疾病如多发性硬化症、动脉硬化症和糖尿病、由朊粒感染引起的如疯牛病、kuru 病等，可能也与某些慢发病毒感染有关。

（三）病毒感染的免疫

机体抗病毒免疫与前面讲的免疫相同，特别提到的是病毒感染后，机体产生的干扰素发挥非常重要的抗病毒作用。

干扰素是机体多种细胞受病毒或干扰素诱生剂刺激后产生的小分子糖蛋白，是后天获得的重要的非特异性细胞因子。

1. 干扰素的种类及特性 根据其来源及免疫原性的不同，干扰素可分为：①白细胞产生的 α 干扰素；②成纤维细胞产生的 β 干扰素；③致敏 T 细胞产生的 γ 干扰素。

2. 干扰素抗病毒作用机制 干扰素本身不能直接作用于病毒，而是作用于邻近细胞膜上的干扰素受体，使这些细胞内的抗病毒蛋白基因被活化并转译成抗病毒蛋白（AVP），由 AVP 抑制病毒蛋白质合成、影响病毒的组装与释放。同时干扰素还能激活 NK 细胞和巨噬细胞，增强其抗病毒作用。

3. 干扰素抗病毒作用的特点 ①广谱性：干扰素对所有病毒均有一定的抑制作用；②间接性：干扰素不直接作用于病毒，而是通过细胞产生 AVP，间接发挥抗病毒作用；③作用受种属限制：不同动物来源的干扰素只能对同类动物发挥作用。

四、病毒感染的防治原则

（一）病毒感染的预防

因目前缺乏治疗病毒感染的特效药物，因此，预防显得尤为重要。

1. 人工主动免疫 制备有效的病毒疫苗进行预防接种是控制病毒性疾病最有效的手段。常用疫苗有减毒活疫苗、灭活疫苗、亚单位疫苗与多肽疫苗、基因工程疫苗及核酸疫苗。

2. 人工被动免疫 常用生物制剂有人血清丙种球蛋白、胎盘丙种球蛋白、转移因子、特异性抗病毒免疫球蛋白等。注射丙种球蛋白对传染性肝炎、麻疹、脊髓灰质炎等有紧急预防作用。抗病毒免疫球蛋白可用于某些病毒感染的紧急预防，如近年来用高效价抗乙型肝炎病毒免疫球蛋白预防乙型肝炎，有一定效果。

3. 中草药 在许多病毒性疾病的预防中，中草药发挥了重要作用，对病毒性疾病能进行有效预防，如板蓝根、大青叶、金银花、连翘、黄连等。

（二）病毒感染的治疗

1. 中草药 中医学积累了丰富的对病毒感染治疗的临床经验，总结了许多治疗病毒性疾病的药材和方剂。中草药可通过抑制病毒增殖、增强诱生干扰素、增强巨噬细胞功能及增强机体抗病毒免疫力等起作用。进一步研究中草药抗病毒机理，研制有效抗病毒药物，具有广阔的前景，对人类健康有十分重要的意义。

2. 抗病毒化学制剂 目前常用抗病毒化学药物主要有：①核苷类化合物：碘苷（碘

苷，IDU）、无环鸟苷（阿昔洛韦，ACV）、阿糖腺苷（Ara－A）、3－氮唑核苷（利巴韦林）、齐多夫定（AZT）；②蛋白酶抑制剂：能抑制逆转录酶的活性，如赛科纳瓦、英迪纳瓦及瑞托纳瓦对 HIV 的复制和蛋白质合成有抑制作用；③其他抗病毒药物：如金刚烷胺和甲基金刚烷胺、甲酸磷霉素等。

3. 干扰素及诱生剂　干扰素具有广谱抗病毒作用，尤其是Ⅰ型干扰素，副作用小，反复应用不会产生耐药，用于治疗某些病毒感染，现已取得较好疗效。干扰素诱导剂可刺激机体诱生干扰素，常用的有甘草酸、芸芝多糖、二乙氨基乙基葡聚糖、人工合成的双股 RNA（多聚肌苷酸及多聚胞苷酸构成的 polyI：C）等。

第十五节　常见的引起人类疾病的病毒

一、流行性感冒病毒

流行性感冒病毒是引起人和动物流行性感冒的病原体，根据核蛋白免疫原性不同，可将流感病毒分为甲（A）、乙（B）、丙（C）三型。甲型流感病毒是引起人类流感在全球流行的最重要的病原体，乙型流感病毒一般呈局部流行或小流行，丙型流感病毒仅引起散发流行。甲型流感病毒又根据 HA 和 NA 免疫原性不同，分为若干亚型，目前已鉴定出 15 个 HA 亚型（$H_1 \sim H_{15}$），9 个 NA 亚型（$N_1 \sim N_9$）。

流感病毒的包膜表面有两种糖蛋白刺突。

1. 血凝素（HA）　主要作用：①吸附和穿入宿主细胞，促进病毒包膜与胞内体膜融合释放核衣壳；②凝集人、鸡、豚鼠等多种动物红细胞，简称血凝，若在病毒与红细胞混合前预先加抗 HA 抗体，红细胞不出现凝集，简称血凝抑制，血凝和血凝抑制是病毒学研究中常用的检测方法；③刺激机体产生中和抗体：能抑制血凝现象和中和病毒的感染性。HA 免疫原性不稳定，易变异，是划分亚型的依据之一。

2. 神经氨酸酶（NA）　主要作用：①水解宿主细胞表面神经氨酸，有利成熟病毒芽生释放；②可帮助病毒从细胞上解离，有利于病毒扩散；③刺激机体产生相应病毒抗体。NA 免疫原性不稳定，易变异，也是划分亚型的依据之一。

最易发生变异的是甲型流感病毒，主要是 HA 和 NA 的免疫原性易发生变异，HA 变异最快。

流感病毒主要通过飞沫经呼吸道传播，传染源主要为病人和隐性感染者。病毒侵入机体后，HA 吸附于呼吸道黏膜上皮细胞受体表面，在细胞内增殖，引起细胞变性、坏死脱落，黏膜充血水肿，腺体分泌增加等。潜伏期 1～3 天，患者出现鼻塞、流涕、咽痛和咳嗽等局部症状，常伴有全身疲乏无力、肌肉及关节疼痛等。病毒仅在局部增殖，一般不入血，释放内毒素样物质入血，引起全身中毒症状。流感一般数日内可自愈，但幼儿、年老体弱、免疫及心肺功能不全者易继发细菌感染，导致肺炎等并发症，常危及生命。

病后对同型病毒有短暂免疫力，一般维持 1～2 年。呼吸道局部 sIgA 在清除呼吸道病毒、抵抗再感染的过程中起主要作用；血凝素中和抗体、神经氨酸酶抗体及 CTL 在阻止病毒吸附感染细胞及在细胞间扩散起重要作用。

二、SARS 冠状病毒

SARS 冠状病毒是严重急性呼吸系统综合征（SARS）的病原体。SARS 是 2002 年底至 2003 年上半年在世界上流行的一种急性呼吸道传染病，又称传染性非典型性肺炎。我国于 2003 年 4 月 8 日将该病定为法定传染病并采取果断防范措施，使其在几个月内得到控制，这是人类与传染病斗争中一大胜利。但关于 SARS 深入研究及防止 SARS 的再流行仍是今后的重要任务。

SARS 冠状病毒在分类学上属于冠状病毒科，是一种新的冠状病毒种。传染源主要是 SARS 患者，主要通过紧密接触传播，以近距离飞沫传播为主，也可通过接触呼吸道分泌物，经口、鼻、眼传播。另有研究发现存在粪 - 口传播的可能，是否还有其他传播途径尚不清楚。该病毒在密闭的环境中易于传播，故有家庭和医院明显聚集的现象。人类对 SARS 冠状病毒无天然免疫力，故人群普遍易感，患者家庭成员和医护人员等密切接触者是本病高危人群，流行的主要季节是 12 月至次年的 5 月。SARS 起病急、传播快，病死率高，感染病毒后潜伏期一般为 4 ~5 天。临床以发热为首发症状，体温持续高于 38℃，可伴有头痛乏力、关节痛等，继而出现干咳、胸闷、气短等呼吸困难症状，严重者进展为呼吸窘迫综合征，还常伴有过敏性血管炎，出现休克、D1C、心率失常等症状。如原有糖尿病、冠心病、肺气肿等基础病的老年患者，死亡率可达 40% ~50%。SARS 病毒能侵犯多种脏器，引起免疫系统对脏器的过度攻击而损伤。

机体感染 SARS 冠状病毒后，可产生抗该病毒的特异性抗体，一般感染 10 天后血清中出现 IgM，15 天后出现 IgG。特异性抗体有中和病毒作用，同时也产生细胞免疫防御反应和免疫病理损伤。

三、麻疹病毒

麻疹病毒是麻疹的病原体。麻疹是儿童最常见的急性呼吸道传染病，多年前，在易感人群（6 个月至 5 岁的婴幼儿）中发病率几乎达 100%，常因并发症的发生导致死亡。自广泛使用麻疹减毒活疫苗后，其发病率显著降低。

人是麻疹病毒的唯一自然宿主。急性期患者为传染源，病毒通过飞沫经呼吸道传播，也可通过接触患者的鼻腔分泌物或其污染用具传播。麻疹传染性极强，接触病毒后 90% 以上发病，冬春季发病率最高。潜伏期约 10 ~14 天，发病至出疹期均有传染性，尤以出疹前 2 ~3 天传染性最强。病人可出现发热、上呼吸道炎症、结膜炎等临床症状。大多患者口颊黏膜出现中间灰白，外绕红晕的黏膜斑，称为柯（Koplik）氏斑，对临床早期诊断有意义。麻疹病后可获得牢固的免疫力，很少再次感染。

四、腮腺炎病毒

腮腺炎病毒是流行性腮腺炎的病原体。人是腮腺炎病毒的唯一自然宿主。病毒主要通过飞沫经呼吸道传播，也可通过接触患者的唾液或其污染的物品而传播，学龄儿童为易感者，好发于冬春季节。潜伏期 2 ~3 周，病毒在呼吸道上皮细胞和周围淋巴结内增殖后，进入血流，形成短暂的病毒血症。再通过血液侵入腮腺及其他器官，如睾丸、卵巢、胰腺、肾脏和中枢神经系统等。主要症状为一侧或双侧腮腺肿大，有发热、肌痛和乏力等，病程1~2周。青春期感染者，男性易合并睾丸炎或附睾炎，女性易合并卵巢炎，有时还可引起无菌性脑膜炎。病后可获得牢固免疫力。

五、肝炎病毒

肝炎病毒是引起病毒性肝炎的主要病原体，目前公认的至少有5种，即甲型、乙型、丙型、丁型及戊型肝炎病毒。此类病毒分属于不同的病毒科，但均可引起病毒性肝炎。近年来又发现一些与人类肝炎相关的病毒，如己型肝炎病毒（HFV）、庚型肝炎病毒（HGV）和TT型肝炎病毒（TTV）等。病毒性肝炎传播广泛，严重危害人类健康。

（一）甲型肝炎病毒（HAV）

甲型肝炎病毒是引起甲型肝炎的病原体，传染源是患者和隐性感染者，主要通过粪-口途径污染水源、食物、食具等传播。其潜伏期平均为30天。临床表现多从发热、疲乏和食欲不振开始，继而出现肝大、压痛、肝功能损害，部分患者可出现黄疸。甲型肝炎预后良好，一般可完全恢复，不转为慢性或长期病毒携带者。

（二）乙型肝炎病毒（HBV）

乙型肝炎病毒是引起乙型肝炎的病原体，属嗜肝DNA病毒科。HBV在世界范围内传播，据估计全世界有2亿多HBV感染者，我国的感染率在10%以上。部分病人感染后可发展为慢性肝炎、肝硬化、原发性肝细胞癌等，应引起足够重视。

1. 乙型肝炎患者的血清中可查到三种与HBV有关的颗粒

（1）大球形颗粒：是具有感染性的HBV完整颗粒，又称Dane颗粒（因Dane于1970年首先发现），呈球形。

（2）小球形颗粒：直径22nm，是HBV感染后血液中最多见的颗粒，不具传染性。

（3）管形颗粒：是由小球形颗粒串联而成的，也不具有传染性。

2. HBV的抗原主要有HBsAg、HBcAg和HBeAg

（1）HbsAg：具有免疫原性，可刺激机体产生有保护性的抗-HBs，是制备疫苗的最主要成分。HBsAg出现是HBV感染的主要标志。抗-HBs出现是乙肝恢复及机体对乙肝病毒有免疫力的标志。

（2）HBcAg：存在于Dane颗粒内衣壳上，其外被HBsAg所覆盖，故不易在外周血中检出。HBcAg免疫原性强，刺激机体产生抗-HBc，并在血中长时间持续存在，为非保护性抗体；出现抗-HBcIgM常提示HBV正在肝内复制，如抗-HBcIgM阴性可排除急性乙肝。

（3）HbeAg：存在于Dane颗粒内衣壳上，隐蔽或镶嵌于HBcAg之中。HBeAg为可溶性蛋白质，当HBV内衣壳裂解时释放出来，游离于血清中。其可作为HBV复制及具有强感染性的指标。HBeAg可刺激机体产生抗-HBe，此抗体常在HBsAg效价降低、HBeAg消失时出现，故抗-HBe对HBV感染有一定的保护作用，被认为是疾病好转的征象。

3. 乙肝患者和HBsAg无症状携带者是主要传染源　潜伏期平均90天。主要的传播途径：①血液、血液制品等传播：HBV感染者血液中存在大量HBV，只需极少量进入人体即可致感染。输血、输液、注射、手术、针刺、拔牙等均可传播。有学者认为HBV也可通过公用剃刀、牙刷、皮肤黏膜的微小损伤、吸血昆虫叮咬传播；②接触传播：HIV可在感染者的多种分泌液中查到，如唾液、精液、乳汁等。因此，性行为、产道或哺乳等方式均可引起感染；③母婴传播：人群中约 1/3 ~ 1/2 的 HBV 携带者来自母婴传播。母亲若感染为 HBV 携带者，孕期可经胎盘垂直感染胎儿。如果 HBsAg 和 HBeAg 同时阳性的母亲比单纯 HBsAg 阳性的母亲生出的婴儿感染率高，常表现为以母亲为核心的家庭聚集倾向。

（三）丙型肝炎病毒（HCV）

1989 年，在东京国际病毒性肝炎研讨会上，曾称为非胃肠道途径传播的非甲非乙型肝炎病毒正式命名为丙型肝炎病毒（HCV）。

丙型肝炎的传染源是患者和病毒携带者，主要通过输血或血制品、注射、性接触、血液透析、肾移植等非胃肠道途径传播，传播途径与 HBV 类似。丙型肝炎常发生于输血后 5 ~ 12 周，多数可不出现症状，发病时已呈慢性过程，多无黄疸，约 40% ~ 50% 发展成为慢性肝炎。其中，约 20% 患者可发展为肝硬化，HCV 是输血后引起慢性肝炎及肝硬化的主要原因之一。少部分可诱发原发性肝癌。

（四）丁型肝炎病毒（HDV）

1977 年，意大利学者 RizzettoM 在乙型肝炎患者的肝细胞内，发现一种新的肝炎病毒，称 δ 因子，将其命名为丁型肝炎病毒（HDV）。全国各地报道的乙肝患者中，HDV 的感染率为 10% 左右，传播途径与 HBV 相同。感染需同时或先有 HBV 或其他嗜肝 DNA 病毒感染的基础。HDV 与 HBV 同时感染，称为共同或联合感染；发生在 HBV 先感染基础上的 HDV 感染，称为重叠感染。此时常可导致 HBV 感染者的症状加重与病情恶化，导致急性重型肝炎。

HDV 与 HBV 有相同的传播途径，预防乙肝的措施同样适用于丁肝。由于 HDV 是缺陷病毒，如能抑制 HBV，则 HDV 亦不能复制。

（五）戊型肝炎病毒（HEV）

Reyes 等于 1989 年应用基因克隆技术，获得了该病毒基因组 cDNA 克隆，并正式命名为戊型肝炎病毒。传染源主要是潜伏末期和急性期初期的病人，主要经粪 - 口途径传播。其流行有明显季节性，常发生在雨季或洪水后。潜伏期平均为 40 天，临床表现与甲型肝炎相似，青壮年多见。多数患者于发病后 6 周即好转并痊愈，不发展为慢性肝炎，少数可表现为重症肝炎。孕妇感染 HEV 后病情常较重，尤以怀孕 6 ~ 9 个月最为严重，常发生流产或死胎，病死率达 10% ~ 20%。

六、流行性乙型脑炎病毒

流行性乙型脑炎病毒是流行性乙型脑炎（乙脑）的病原体。该病毒首先由日本学者于 1935 年从脑炎死亡者的脑组织中分离到，故国际上又称为日本脑炎病毒。在我国，乙脑病毒的主要传播媒介是三带喙库蚊，乙脑病毒在蚊体内增殖，使蚊可终身带毒，甚至随蚊越冬或经卵传代，故蚊是该病毒的传播媒介又是储存宿主。乙脑病毒的中间宿主和传染源是带病毒的蚊叮咬过的家畜和家禽，特别是幼猪。蚊吸血后，病毒先在其肠管细胞中增殖，然后移行至唾液腺，经叮咬家畜或家禽而传播。动物被病毒感染后，不出现明显的症状与体征，但病毒血症期间的动物则成为更多蚊的传染源。病毒通过蚊子作为传播媒介在蚊 - 动物 - 蚊中不断循环，其间带病毒蚊子若叮咬易感人体则可引起人被感染。临床表现有发热、寒战、全身不适等症状。少数病人由于血脑屏障发育不完善，或病毒超越其防御功能，病毒侵入脑组织内增殖，造成脑实质和脑膜病变，表现为高热、惊厥或昏迷症状，病死率较高。乙脑病后或隐性感染均可获得持久免疫力。

七、单纯疱疹病毒（HSV）

单纯疱疹病毒有 HSV－1 和 HSV－2 两个血清型，两型的 DNA 有 50% 同源性。HSV 能在多种细胞中增殖，常用原代兔肾、人胚肺、人胚肾细胞或地鼠肾等传代细胞分离培养病毒。病毒复制周期短，感染细胞很快出现明显细胞病变，并出现核内嗜酸性包涵体。人群中 HSV 感染非常普遍，感染率达 80%～90%。传染源是病人和健康带毒者，密切接触和性接触为主要传播途径，亦可经飞沫传染。临床表现有：①原发感染：HSV－1 以腰以上感染为主，常表现为牙龈、咽颊部黏膜产生成群疱疹，还可引起疱疹性角膜或结膜炎、皮肤疱疹性湿疹、疱疹性甲沟炎或疱疹性脑炎；HSV－2 的原发感染多为性接触，以腰以下及生殖器感染为主，多引起生殖器疱疹；②潜伏与再发感染：HSV 原发感染后，如机体不能彻底清除病毒，HSV 则以潜伏状态长期存在，HSV－1 主要潜伏于三叉神经节和颈上神经节；HSV－2 潜伏于骶神经节。当机体受到刺激或免疫功能降低时，潜伏病毒可被激活转为增殖性感染。此时病毒沿感觉神经纤维轴索下行返回末梢，在原发感染灶附近进行增殖引起复发性疱疹。胚胎期感染有可能引起先天畸形。HSV－2 感染与宫颈癌发生密切相关。

八、水痘－带状疱疹病毒（VZV）

儿童初次感染水痘－带状疱疹病毒引起水痘，潜伏多年后，成年或老年期复发而引起带状疱疹，故称水痘－带状疱疹病毒。

人是 VZV 的唯一自然宿主，水痘病人是唯一的传染源。其传染性极强，好发于冬春季节，主要通过呼吸道传播，亦可通过密切接触传播。皮肤是病毒的主要靶器官，尤其是皮肤黏膜组织，导致水痘。无免疫力的儿童初次感染后，约经两周潜伏期，全身皮肤出现斑丘疹。皮疹呈向心性分布，躯干比面部和四肢多。水痘消失后不遗留疤痕，病情一般较轻，但偶有并发间质性肺炎和感染后脑炎。成人首次感染 VZV 者，常发生重症水痘，病情较重，病死率亦较高。孕妇在妊娠早期发生水痘可引起流产、死产或胎儿先天性水痘综合征，表现为胎儿畸形及意识运动障碍等。

带状疱疹仅发生于过去有水痘病史的成人和老人。儿童患水痘后，少量病毒能长期潜伏于脊髓后根神经节或颅神经的感觉神经节中。当机体受到某些刺激，如发热、受冷、机械压迫，使用免疫抑制剂、X 光照射，白血病及肿瘤等细胞免疫功能损害或低下时，潜伏病毒被激活，沿感觉神经纤维轴索下行到达所支配的皮肤区，增殖后引起复发性感染。由于疱疹沿感觉神经支配的皮肤分布，串联成带状，故称带状疱疹，以躯干和面额部多见。

九、人类免疫缺陷病毒（HIV）

人类免疫缺陷病毒是获得性免疫缺陷综合征（AIDS，艾滋病）的病原体。艾滋病以传播迅速，使免疫系统进行性损伤直至崩溃，及高度致死性为主要特征。其主要有 HIV－1 和 HIV－2 两个型别，世界上的艾滋病大多由 HIV－1 型所致，HIV－2 型只在西非呈地区性流行。

AIDS 的传染源是 HIV 感染者和 AIDS 患者。病毒可从患者外周血液、精液、阴道分泌物、乳汁、唾液、脑脊液、骨髓、皮肤及中枢神经组织等标本中分离到。其传播方式主要有：①性传播：可经同性间或异性间性接触而感染；②血液传染：包括使用含 HIV 的血液、血液制品、器官或骨髓移植、人工授精及静脉药瘾者共用被污染的注射器及针头等传染；③母婴传播：可经胎盘、产道和哺乳等方式传染。

HIV 侵入人体后选择性侵犯 $CD4^+$T 淋巴细胞和单核－巨噬细胞。CD4 分子是 HIV 包膜糖蛋白 gp120 的受体，HIV 感染后，可引起以 $CD4^+$T 细胞缺损和功能障碍为中心的严重免疫缺陷。疾病发展成为典型 AIDS 期，有四个基本特征：①严重的细胞免疫缺陷：特别是发生以 $CD4^+$T 细胞严重缺陷；②严重的机会性感染：由于机体免疫功能严重缺损，AIDS 患者的抗感染能力显著下降，对正常机体无明显致病作用的病毒（巨细胞病毒、EB 病毒）、细菌（鸟型结核菌）、真菌（白假丝酵母菌、卡氏肺孢菌）等，常可造成致死性感染；③机会性肿瘤：即因免疫缺陷所引起的肿瘤，如 Kaposi 肉瘤及恶性淋巴瘤等；④严重的全身症状：病人出现严重全身恶病质症状并不断加重，还可出现头痛、癫痫、进行性痴呆等神经系统症状。

十、狂犬病毒

狂犬病毒是急性致死性中枢神经系统疾病（狂犬病）的病原体。其主要在野生动物（如狼、狐狸、臭鼬、浣熊和蝙蝠）及家畜（如犬、猫）中传播，人可因病兽或带毒动物咬伤、搔伤而感染。

狂犬病是人畜共患病，主要在野生动物及家畜中传播。人通常是被患病动物咬伤所感染，亦可因与病畜密切接触而感染。动物发病前 5 天，唾液中含有大量病毒，此时咬人，病毒经伤口进入体内，潜伏期一般 1～3 个月，但亦有短至 1 周或长达数年者，此可能与被咬伤部位距头部距离、感染病毒数量等因素有关。

病毒首先在感染的局部肌细胞中增殖，再沿神经末梢上行至中枢神经系统，在脊髓背根神经节大量增殖，侵犯脊髓、脑干和小脑等处，引起急性弥漫性脑脊髓炎。最后，病毒从中枢神经下行向周围神经扩散，到达唾液腺和其他组织。狂犬病的发病过程大致可分为：①发病早期：经 2～4 天，症状有发热、乏力、出汗等，病毒侵入部位有刺痛或出现虫爬蚁行的异常感觉；②兴奋期：约 3～5 天，患者出现神经兴奋性增高，表现为恐惧不安，对声、光、风刺激均高度敏感，病人吞咽或饮水，甚至闻水声时，亦引起严重的喉头肌肉痉挛，故又称“恐水症”；③麻痹期：病人对外界各种刺激均不敏感，最后因昏迷、呼吸和循环衰竭而死亡，病死率几乎达 100%。

十一、汉坦病毒

汉坦病毒又名肾综合征出血热病毒（HFRS），是肾综合征出血热的病原体。此病在我国流行范围广，危害严重，习惯称流行性出血热。它已归类为布尼雅病毒科的 1 个新属：汉坦病毒属。在我国流行的是Ⅰ型（黑线姬鼠型）和Ⅱ型（褐家鼠型）。鼠体内的病毒随唾液、尿、呼吸道分泌物及粪便排出体外而污染环境。人和动物经呼吸道、消化道或直接接触等方式被传染。病毒侵入人体约经 1～2 周潜伏期后，急性起病，典型的临床表现为高热、出血和肾损害。发病初期患者眼结膜、咽部、软腭等处充血，软腭、腋下、前胸等处有出血点，常伴有三痛（头痛、眼眶痛、腰痛）和三红（面、颈、上胸部潮红）。几天后病情加重，可表现为多脏器出血及肾衰竭。病后可获得对同型病毒的持久免疫力。流行性出血热有明显地区性和季节性，这与鼠类的分布与活动有关。

第十六节　人体寄生虫学

一、人体寄生虫学总论

（一）生物之间的关系

自然界里，生物在长期的进化过程中，两种生物生活在一起的现象称为共生。依其利害关系，可归纳为三种类型。

1. 共栖　两种生物在一起生活，其中一方受益，另一方既不受益也不受害，称为共栖，如人口腔里齿龈内的阿米巴，以细菌为食物，但不损伤人体组织。

2. 互利共生　两种生物在一起生活，双方相互依赖、彼此受益，称为互利共生，如白蚁以木屑为食，生活在白蚁肠道内的鞭毛虫能分解木屑中的纤维素，帮助白蚁对木屑的消化。双方相互依赖，共同受益。

3. 寄生　两种生物在一起生活，其中一方得利，另一方受害，称为寄生。例如，蛔虫寄生于人体小肠，获取营养并损害人体，蛔虫得利，而人体却受害。

（二）相关概念

1. 寄生虫

（1）定义：凡营寄生生活的低等动物称为寄生虫，寄生于人体的寄生虫称为人体寄生虫。寄生虫可长期或短暂地依附在宿主的体内或体表，获取营养并对宿主造成损害。

（2）分类

①按动物分类系统分类：人体寄生虫归属于动物界的线形动物门、扁形动物门、棘头动物门、原生动物门和节肢动物门。

②按寄生部位分类：可分为体内寄生虫和体外寄生虫。体内寄生虫主要指寄生于人体肠道、组织或细胞内的原虫和蠕虫，如疟原虫、蛔虫；体外寄生虫主要指吸血时与人体体表接触，饱食后离开的节肢动物，如蚊、蚤等。

③按寄生性质分类：可分为专性寄生虫、兼性寄生虫、偶然寄生虫和机会致病寄生虫。

④按寄生时间久暂分类：分为长期性寄生虫，如蛔虫；暂时性寄生虫，如蚊。

2. 宿主

（1）定义：被寄生虫寄生并受到损害的人或动物，称为宿主。

（2）宿主类型：寄生虫在完成生活史过程中，有的只需要一个宿主，有的则需要两个或两个以上的宿主。因此，可将宿主分为以下几种。

①终宿主：寄生虫成虫或有性生殖阶段所寄生的宿主。如卫氏并殖吸虫的成虫寄生在人体肺部，人就是该虫的终宿主。

②中间宿主：寄生虫的幼虫或无性生殖阶段所寄生的宿主。若有两个以上的中间宿主，则依寄生先后顺序分别称为第一、第二中间宿主。如川卷螺和溪蟹，分别是卫氏并殖吸虫的第一、第二中间宿主。

③保虫宿主：某些寄生虫除寄生于人体外，也可寄生于某些脊椎动物体内，流行病学上将这些脊椎动物称为保虫宿主或储存宿主。如卫氏并殖吸虫的成虫既可寄生于人，又可寄生于犬，犬为其保虫宿主。

3. 生活史　寄生虫完成一代生长、发育和繁殖的全过程及其所需的外界环境条件。

4. 感染阶段　在寄生虫生活史中，能够感染人体的发育阶段。如日本血吸虫是在尾蚴发育阶段才经人体皮肤侵入而感染。

（三）寄生虫对宿主的致病作用

1. 夺取营养　寄生虫以人体消化或半消化食物、组织液、血液等为食，对人体造成损害。如蛔虫夺取营养引起营养不良；钩虫吸食血液引起人体贫血。

2. 机械性损伤　寄生虫在其侵入、移行、定居过程中所产生的机械性刺激、阻塞、压迫等作用，造成宿主局部组织损伤。如并殖吸虫的童虫在宿主体内移行引起相应组织器官损伤；蛔虫数量多时在肠中扭结成团引起肠梗阻等。

3. 毒性作用及超敏反应　寄生虫的代谢产物、分泌物及虫体死亡后的分解产物对人体具有毒性作用及致敏作用，可造成组织损伤或超敏反应。如溶组织内阿米巴滋养体分泌溶组织酶，溶解破坏肠黏膜组织，引起肠壁溃疡；日本血吸虫虫卵分泌的可溶性抗原，诱导超敏反应，使周围组织损伤，形成嗜酸性肉芽肿等。

（四）宿主对寄生虫的免疫作用

1. 非特异性免疫　包括体表的屏障作用、单核吞噬细胞的吞噬作用、补体的溶细胞作用和炎症反应。人体对某些寄生虫天然不感染，如鼠疟原虫不感染人。

2. 特异性免疫　是宿主的免疫系统对寄生虫抗原性异物的免疫应答，包括体液免疫和细胞免疫，对寄生虫产生清除或杀伤作用，对同种寄生虫再感染有一定免疫力。特异性免疫类型有以下几种。

（1）消除性免疫：人体感染某种寄生虫后所产生的适应性免疫，既可清除体内寄生虫，又能完全抵抗再感染，如皮肤利什曼病患者痊愈之后对同种寄生虫再感染具有适应性免疫力。

（2）非消除性免疫：表现为带虫免疫和伴随免疫，是人体寄生虫感染中最常见的免疫类型。人体患某些寄生虫病后，临床症状消失，但体内原有的寄生虫未被完全清除，而是维持在低水平，机体对同种寄生虫的再感染具有一定免疫力，称为带虫免疫，如抗疟原虫免疫。当人被某种寄生虫感染后，如血吸虫，可产生抵抗同种寄生虫童虫（尾蚴）再感染的免疫力，但对体内成虫无杀伤作用，称为伴随免疫。

（3）免疫逃避：寄生虫能在具有免疫力的宿主体内生存，逃避宿主免疫攻击的现象，称为免疫逃避。其原因有：①抗原变异：如被疟原虫寄生的红细胞表面抗原变异，免疫系统不能识别；②抗原伪装：如血吸虫体表结合有人的血型物质，逃避免疫系统监视；③解剖位置的隔离：如寄居于肠道的寄生虫不易与抗体和免疫细胞接触，逃避免疫系统的攻击；④可溶性抗原释放：虫体释放的可溶性抗原可特异性阻断抗体对虫体的杀伤作用，如患疟疾和血吸虫病时的免疫。

3. 超敏反应　宿主对寄生虫感染所产生的免疫效应，一方面表现为对机体的保护作用，另一方面也可诱导超敏反应，导致宿主组织损伤或生理功能紊乱。按其发生机制可分为四型：Ⅰ型超敏反应，如蛔虫幼虫引起的哮喘；Ⅱ型超敏反应，如疟原虫感染后引起的溶血性贫血；Ⅲ型超敏反应，如疟原虫和血吸虫感染引起的肾损害；Ⅳ型超敏反应，如日本血吸虫卵所致的嗜酸性肉芽肿。

总之，寄生虫感染人体后可出现以下三种结局：①当寄生虫的致病力强、人体免疫力弱时，可引起人体局部或全身病理改变而致病，称寄生虫病；②当宿主防御机能较强时，寄生虫被杀死、排除，患者痊愈；③当寄生虫的致病力与人体的免疫力处于平衡状态时，寄生虫在人体内成活，而人体无明显症状，称为带虫者。

（五）寄生虫病的流行

1. 寄生虫病流行的基本环节

（1）传染源：由病人、带虫者和保虫宿主构成。

（2）传播途径：各种寄生虫可通过不同途径侵入人体。常见传播途径有：①经口感染：某些寄生虫的感染阶段经食物、饮水侵入人体，如饮用被溶组织内阿米巴成熟包囊污染的水可感染溶组织内阿米巴；②经皮肤感染：如接触含血吸虫尾蚴的疫水可感染血吸虫；③经节肢动物媒介感染：如蚊吸血传播疟疾和丝虫病等；④经接触感染：如阴道毛滴虫经性接触传播；⑤经胎盘感染：如孕妇体内弓形虫，经胎盘感染胎儿；⑥其他感染方式：如输血感染、自身重复感染等。

（3）易感人群：对某种寄生虫缺乏免疫力或免疫力低下的人，称为易感人群。人对人体寄生虫普遍易感。儿童及来自非流行区无免疫力人群的易感性更高。

2. 影响寄生虫病流行的因素　人体寄生虫病的流行除了与基本环节有关，还具有地方性、季节性和自然疫源性的特点，同时也受到以下因素的影响。

（1）自然因素：包括自然界温度、湿度、雨量、地理环境、自然疫源地等对流行的影响。

（2）生物因素：包括各类寄生虫完成生活史所需动物宿主的分布，以及它们的天敌和致病微生物构成的影响流行的因素。

（3）社会因素：包括社会制度、科学技术水平、文化素质、经济状态、卫生条件、生产方式和生活习惯的影响。

（六）寄生虫病的防治原则

切断寄生虫病流行的三个环节是防治寄生虫病的基本措施。

1. 控制传染源　普查、普治病人和带虫者，妥善处理保虫宿主。另外，应做好流动人口的监测和自然疫源地的控制。

2. 切断传播途径　加强水源和粪便管理，注意环境和个人卫生，控制和消灭中间宿主及传播媒介。

3. 保护易感者　做好卫生宣传工作，改变不良饮食习惯，加强个人防护，免受寄生虫感染。

二、常见的引起人类疾病的人体寄生虫

（一）似蚓蛔线虫

似蚓蛔线虫简称蛔虫，是寄生于人体肠道的一种大型线虫。其可引起蛔虫病。本虫分布广泛，感染率高，是人体最常见的寄生虫。

1. 形态

（1）成虫：虫体为长圆柱形，形似蚯蚓，活时淡红色或微黄色，死后呈灰白色，体表有细环纹和2条白色的侧线。虫体顶端有3个唇瓣呈品字形排列，围成口孔，唇瓣内缘有细齿。雌虫长20~35cm，尾端尖直；雄虫长15~31cm，尾端向腹面卷曲，有1对交合刺。

（2）虫卵：分受精卵和未受精卵。①受精卵：宽椭圆形，大小为（45~75）×（35~50）μm，卵壳厚而透明，壳表面有1层凹凸不平的蛋白质膜，被胆汁染成棕黄色，卵内含一未分裂的卵细胞，在卵细胞和卵壳的两端有新月形空隙；②未受精卵：呈长椭圆形，棕黄色，大小约为（88~94）×（39~44）μm，卵壳及蛋白质膜均较薄，内含大小不等的屈光颗粒。无论受精卵或未受精卵，其蛋白质膜均可脱落，虫卵变为无色透明，此时应注意与钩虫卵鉴别。

2. 生活史 蛔虫在生长发育过程中，不需要中间宿主。成虫寄生于人体小肠，以肠道内半消化食糜为食。雌、雄虫交配后产卵，虫卵随粪便排出体外。

3. 致病性

（1）幼虫致病：幼虫移行过程中，发育、蜕皮、释放变应原物质，诱发超敏反应，导致出血、水肿、细胞浸润。人体最常见受到损伤的器官是肺，可引起蛔蚴性肺炎、哮喘，表现为发热、咳嗽、胸痛、哮喘、血痰，外周血中嗜酸性粒细胞明显增高。

（2）成虫致病：成虫寄生人体小肠中引起蛔虫病，是其主要的致病虫期。

蛔虫在小肠内掠夺人体营养，损伤肠黏膜，导致消化和吸收功能障碍。患者出现间歇性脐周腹痛、消化不良、腹泻或便秘，重度感染儿童可出现营养不良、智力迟钝或发育障碍。成虫代谢产物或死亡虫体分解物还可导致荨麻疹、血管神经性水肿和皮肤过敏等超敏反应性疾病。蛔虫有钻孔及扭结成团的习性，当宿主体温升高、食入刺激性食物或驱虫不当时，蛔虫可钻入胆道、阑尾等，引起严重的并发症。胆道蛔虫症是最常见的并发症，其次是蛔虫性肠梗阻、阑尾炎、肠穿孔等。

（二）十二指肠钩口线虫和美洲板口线虫

十二指肠钩口线虫简称十二指肠钩虫，美洲板口线虫简称美洲钩虫。成虫寄生于人体小肠，引起的钩虫病以贫血为主要症状，对人体危害严重。钩虫病在我国分布广泛，除西藏等少数干燥寒冷的地区外，其他各地均有分布，是我国重点防治的寄生虫病之一。

1. 形态

（1）成虫：虫体细长略弯曲，长1cm左右，半透明，活时肉红色，死后呈灰白色。十二指肠钩虫略大于美洲钩虫，前者呈“C”形，后者呈“S”形。虫体前端有口囊，十二指肠钩虫口囊腹侧，有钩齿2对；美洲钩虫口囊腹侧，有板齿1对。口囊两侧的头腺能分泌抗凝素。雌虫较大，尾端尖直；雄虫较小，尾端膨大形成交合伞，这是钩虫成虫形态鉴别的重要依据。

（2）虫卵：两种钩虫卵形态相似，均为椭圆形，大小为（56～76）×（36～40）μm，卵壳薄，无色透明，新鲜粪便中的虫卵含有2～4个卵细胞，粪便放置过久，卵细胞可发育为多细胞的桑葚胚，卵细胞和卵壳之间有明显的空隙。

2. 生活史　两种钩虫生活史基本相同，均不需中间宿主。成虫寄生于人体小肠上段，借钩齿或板齿咬附于肠壁，以血液、组织液和肠黏膜为食。

3. 致病性

（1）幼虫致病：①钩蚴性皮炎：钩虫丝状蚴钻入皮肤，数分钟后局部皮肤可有奇痒、灼痛，随后出现充血斑点或丘疹，称钩蚴性皮炎，俗称"打粪毒"，如继发细菌感染，可形成脓疱；②钩蚴性肺炎：幼虫在肺部移行，造成对肺血管和肺泡的损伤，可引起局部出血及炎症。患者可出现咳嗽、哮喘、血痰，伴有畏寒、发热等全身症状。

（2）成虫致病：钩虫成虫对人的危害最大，主要有：①贫血：钩虫咬附肠壁、更换部位地吸食血液，同时头腺不断分泌抗凝素，防止血液凝固，致使肠壁多处伤口出血。因慢性失血及铁和蛋白质的不断消耗，导致缺铁性贫血（低色素小细胞性贫血）。临床表现为皮肤黏膜苍白、头昏、乏力，重者可有心慌、气短、水肿甚至贫血性心脏病，严重感染可致儿童发育障碍，妇女闭经、流产。②消化道症状：肠黏膜损伤可引起上腹部不适、隐痛、恶心、呕吐、腹泻等症状。③异嗜症：少数患者会出现喜食生米、生豆、泥土、石块等物，称异嗜症，这可能与铁质的损耗有关，病人补充铁剂后症状可自行消失。

（三）蠕形住肠线虫

蠕形住肠线虫习称蛲虫，主要寄生于人体回盲部，引起蛲虫病。蛲虫病呈世界性分布，感染率是儿童高于成人，城市高于农村，集体生活的儿童感染率更高。

1. 形态

（1）成虫：虫体细小，呈乳白色，如线头状。头端角皮膨大成头翼，咽管末端膨大呈球形，称咽管球或食道球。雄虫大小为（2～5）×（0.1～0.2）mm，尾端向腹面卷曲，有交合刺一根，雌虫大小为（8～13）×（0.3～0.5）mm，尾端长而尖细。

（2）虫卵：略呈椭圆形，无色透明，大小为（50～60）×（20～30）μm，卵壳厚，一侧扁平、一侧凸出，形似柿核，内含一个蝌蚪期胚。

2. 生活史　蛲虫生活史简单，不需中间宿主。成虫寄生于盲肠、结肠和回肠下段，以肠内容物、组织液及血液为食。

雌虫夜间在肛周爬行、产卵，刺激皮肤黏膜，引起肛门及会阴部皮肤瘙痒及炎症，患者表现为烦躁不安、夜惊等。雌虫若误入阴道、尿道、子宫等处异位寄生，可引起炎症。

（四）绦虫纲

绦虫属扁形动物门绦虫纲。成虫呈带状，分节，背腹扁平，雌雄同体。虫体可分头节、颈部和链体三部分，无口和消化道。生活史需要1～2个中间宿主。

1. 链状带绦虫　链状带绦虫又称猪带绦虫或猪肉绦虫。成虫寄生于人体小肠中，引起猪带绦虫病；幼虫可寄生于人或猪的肌肉等组织内，引起猪囊尾蚴病。

（1）成虫：虫体扁平呈带状，乳白色，由700～1000个节片组成，长2～4m，包括头节、颈部和链体三个部分。

1）头节：呈圆球形，米粒大小，直径约1mm，顶端突起为顶突，其上排列内、外两圈小钩。顶突周围有4个吸盘，头节具有固着作用。

2）颈部：位于头节之后，细长，颈部具有生发作用。

3）链体：①幼节：宽大于长，其中的生殖器官尚未发育成熟；②成节：长宽略等，每节片中均有一套发育成熟的雌、雄生殖器官；③孕节：长度大于宽度，节片中仅有充满虫卵的子宫。子宫分支状，向两侧各分出7～13个分支，内含虫卵3～5万个。孕节可从链体上数节一起脱落。

（2）囊尾蚴：卵圆形，乳白色，半透明囊状物，大小为（8～1）×5 mm，囊内充满透明液体，外被囊壁，头节凹入囊内呈白色点状，其结构与成虫头节相似。

（3）虫卵：呈球形，直径31～43μm，卵壳薄而透明，虫卵随粪便排出时，卵壳多已脱落。镜检所见实为胚膜，胚膜较厚，棕黄色，其上有放射状条纹，内含一成熟六钩蚴。

猪带绦虫的成虫寄生于人体小肠，人是唯一的终宿主，中间宿主是猪或人。成虫以肠腔中营养物质为食，孕节常数节连在一起脱落至肠腔并随粪便排出。孕节及虫卵被中间宿主猪吞食，在小肠内经消化液作用，六钩蚴孵出并钻入肠壁血管或淋巴管，随血流到达全身，多寄生于肌肉、眼、脑等处，约经60～70天发育为囊尾蚴。以上部位的囊尾蚴不能再发育为成虫。有囊尾蚴寄生的猪肉，俗称“米猪肉”。

成虫的致病性：成虫寄生在人的小肠，引起猪带绦虫病，轻者无明显临床症状，重者有腹痛、腹泻、食欲不振及消瘦等症状。

囊尾蚴的致病性：囊尾蚴寄生人体引起猪囊虫病，对人体的危害因寄生部位和寄生数量而不同，常见有皮下及肌肉囊虫病，形成结节。脑囊虫病危害最大，虫体压迫脑组织，可引起癫痫、头痛、头晕等症状，严重者可引起死亡。囊尾蚴寄生在眼部，引起眼囊虫病，轻者可引起视力障碍，重者失明。

2. 肥胖带吻绦虫 又称牛带绦虫或牛肉绦虫。成虫寄生在人体小肠中引起牛带绦虫病。

牛带绦虫形态与猪带绦虫相似，两虫形态区别见表10－4。虫卵不易区别。

牛带绦虫生活史与猪带绦虫生活史也相似。牛为中间宿主，牛囊尾蚴为感染阶段，人因误食含活牛囊尾蚴的牛肉后感染，在消化液作用下牛囊尾蚴头节伸出，以吸盘吸附在人体小肠壁发育为成虫，人为牛带绦虫的终宿主。牛带绦虫卵不感染人体，人不患牛囊尾蚴病。成虫寿命20～30年。

表10－4 猪带绦虫与牛带绦虫形态区别

	猪带绦虫	牛带绦虫
体长（m）	2～4	4～8
节片（节）	700～1000，薄，略透明	1000～2000，肥厚，不透明
头节	球形，有顶突及小钩	略呈方形，无顶突及小钩
成节	卵巢分左右两叶及中央小叶，睾丸150～200个	卵巢仅两叶，睾丸300～400个
孕节	子宫分支每侧约7～13支，数节连在一起脱落，被动排出	子宫分支每侧约15～30支，常单节脱落，主动从肛门逸出
囊尾蚴	头节具有顶突及小钩，可寄生人体引起囊虫病	头节无顶突及小钩，不寄生于人体

（五）溶组织内阿米巴

溶组织内阿米巴又称痢疾阿米巴，主要寄生于人体结肠内，在一定条件下侵入肠壁组织，引起阿米巴痢疾；也可随血液侵入肝、肺、脑等组织，引起阿米巴脓肿，称为肠外阿米巴病。本虫呈世界性分布，多流行于热带、亚热带地区。我国各地均有分布。

1. 形态

（1）滋养体：是阿米巴摄食、活动及增殖的阶段。①大滋养体：寄生于肠壁、肝、脑、肺等组织中，有致病力，又称组织型滋养体。在急性期病人的脓血便中常可查到。虫体较大，直径为 20～40μm。生活时，内外质分界清楚，外质透明，可伸出伪足作定向运动；内质呈颗粒状，内含细胞核、食物泡及吞噬的红细胞。体形变化多端，先是外质伸出舌状或指状伪足，内质随即流进伪足，使虫体沿伪足方向运动，即典型的阿米巴运动。铁苏木素染色后，细胞核蓝黑色，直径 4～7μm，为典型的泡状核，核膜内缘有一层排列整齐、大小均匀的染色质粒，核仁小而圆，居中或稍偏位，核仁与核膜间可见网状核纤维，核的形状略似车轮状。②小滋养体：生活在肠腔中，无致病力，又称肠腔型滋养体。虫体较小，直径 10～30μm，内外质分界不明显。伪足短小，运动迟缓，小滋养体以肠道细菌和肠内容物为营养，不吞噬红细胞，内质的食物泡中只含细菌。

（2）包囊：圆球形，直径 10～16μm，无致病性。经碘液染色后，其呈淡棕色，囊壁较薄、光滑透明，核 1～4 个。单核和双核包囊是未成熟包囊，囊内可见糖原泡及棒状拟染色体，铁苏木素染色，拟染色体呈蓝黑色，糖原泡为空泡状。四核包囊为感染阶段，核的结构与滋养体基本相同。

2. 生活史　溶组织内阿米巴生活史的基本过程为：四核包囊随食物经口感染人体，在小肠下段经碱性消化液的作用，虫体脱囊而出，随即分裂为四个单核小滋养体，生活并定居于回盲部，以细菌和肠黏液为食，并以二分裂法增殖。当小滋养体移行至结肠下段时，因营养及水分减少，停止活动，虫体团缩并分泌胶状物质，形成囊壁即单核包囊，单核包囊继续发育成为成熟的四核包囊，随粪便排出体外。包囊对外界抵抗力强，通过污染食物及水源再感染新的宿主。

当机体免疫力降低、肠功能紊乱时，肠腔内的小滋养体，可借助伪足运动和分泌的溶组织酶侵入肠壁组织，吞噬肠壁组织和红细胞，发育为大滋养体，并以二分裂法增殖，破坏组织引起肠壁溃疡。肠壁组织内的大滋养体随血流侵入肝、肺、脑等肠外组织中寄生，可引起组织坏死，导致脓肿。大滋养体也可随坏死的肠壁组织落入肠腔，随粪便排出体外，或转变为小滋养体随粪便排出体外。大滋养体不能直接形成包囊，排出体外的大、小滋养体很快死亡，不起传播作用。

3. 致病性　溶组织内阿米巴的致病性与其毒力、数量、宿主肠道菌群状况及机体免疫功能有关。人体感染后多表现为无症状带虫者，仅有少数表现为肠或肠外阿米巴病。

（1）致病机制：当机体免疫力下降、肠壁有损伤、肠道致病性细菌混合感染及肠道内环境改变时，该虫大滋养体伪足的机械运动和其释出的凝集素、穿孔素、半胱氨酸蛋白酶等物质，是主要致病物质。

（2）临床表现：①肠阿米巴病：主要是阿米巴痢疾。原发病灶以回盲部和升结肠多见。病变可致黏膜层和黏膜下层组织液化性坏死，形成口小底大的烧瓶状溃疡。患者表现为腹痛、腹泻、里急后重，果酱色脓血便，有特殊腥臭味。②肠外阿米巴病：肠壁中的大滋养体随血流侵入肝、肺、脑等部位，可引起阿米巴肝脓肿、肺脓肿、脑脓肿等病变。脓液呈果酱色，含大量大滋养体。临床上以肝脓肿较多见，肺脓肿次之，其他少见。

（六）阴道毛滴虫

阴道毛滴虫简称阴道滴虫，主要寄生于女性阴道、尿道内，也可寄生于男性尿道、前列腺内，引起滴虫性阴道炎、尿道炎和前列腺炎。本虫为世界性分布，国内各地均有感染。

1. 形态 本虫仅有滋养体期，而无包囊。滋养体呈梨形，大小为（10～15）×30μm无色透明，似水滴状。经铁苏木素染色后，在虫体前端1/3处有一个椭圆形的细胞核，有4根前鞭毛和1根后鞭毛，后鞭毛向后伸展与波动膜外缘相连，波动膜位于虫体前1/2处。一根轴柱由前向后纵贯虫体并自后端伸出。虫体借鞭毛和波动膜作旋转式运动。

2. 生活史 本虫生活史简单，仅有滋养体期，滋养体为本虫的感染阶段。虫体在外界环境中抵抗力较强，通过性接触、直接传播或通过使用公共浴池、浴具、公用泳衣裤、坐式便器等间接接触方式侵入人体。主要寄生于女性阴道、尿道或男性尿道及前列腺内，以二分裂法增殖。

3. 致病性 本虫主要引起女性阴道炎。正常情况下，健康妇女的阴道内存在大量乳酸杆菌，能酵解阴道上皮细胞的糖原，产生乳酸，使阴道保持酸性（pH 3.8～4.4），可抑制虫体及其他病原生物的生长繁殖，这种作用即阴道的自净作用。当妇女处于月经期、妊娠期时，抵抗力下降，阴道内环境变为中性或碱性，有利于阴道毛滴虫和其他细菌增殖。从而导致阴道黏膜上皮细胞变性、脱落，白细胞浸润。临床表现为外阴瘙痒、白带增多呈泡沫状。若侵入尿道，可引起尿道炎。男性感染可致尿道炎或前列腺炎。

（七）疟原虫

疟原虫是疟疾的病原体。疟疾，俗称“打摆子”、“瘴气”等，是我国古老的疾病之一。寄生人体的疟原虫有四种，即间日疟原虫、恶性疟原虫、三日疟原虫和卵形疟原虫。其呈世界性分布，在我国以间日疟原虫分布最广，其次为恶性疟原虫，三日疟原虫少见，卵形疟原虫罕见。

1. 形态 血涂片经瑞氏或姬氏染色法染色后，疟原虫细胞质呈蓝色，细胞核呈红色，疟色素呈棕褐色。现以间日疟原虫为例，描述其各期形态。

（1）滋养体：①早期滋养体，也称小滋养体，是疟原虫侵入红细胞的最早时期。其细胞质环状，蓝色，细胞核点状，红色，形似镶有红宝石的戒指，故又称环状体。②晚期滋养体，环状体发育长大，形状不规则，核变大，胞质增多，并出现伪足，细胞质内开始出现棕褐色疟色素（为疟原虫分解血红蛋白后的代谢产物），故又称阿米巴样体或大滋养体。被寄生的红细胞胀大，色变淡，胞浆内开始出现红色的薛氏小点。

（2）裂殖体：晚期滋养体继续发育，伪足消失，虫体变圆，核分裂成2～10个，但细胞质尚未分裂，疟色素增多并集中，此时称早期裂殖体或未成熟裂殖体。细胞核分裂至12～24个时，细胞质也随之分裂并包围每个核，形成相应数目的裂殖子，疟色素集中成块状，称成熟裂殖体。此时受染红细胞明显胀大，颜色变淡，可见薛氏小点。

（3）配子体：经过数代裂体增殖后，部分裂殖子侵入红细胞不再进行裂体增殖而发育为雌、雄配子体。雌配子体虫体较大，呈圆形或卵圆形。胞质深蓝色，胞核较致密，深红色，偏一侧，疟色素均匀分布在细胞质中。雄配子体虫体较小，细胞质淡蓝色，细胞核较疏松，淡红色，位于中央，疟色素均匀分布在细胞质中。

2. 生活史　疟原虫生活史包括在人体内和按蚊体内发育。在人体内进行裂体增殖并开始配子生殖，故人为中间宿主。在按蚊体内完成配子生殖并进行孢子增殖，通过蚊媒传播，故按蚊既是终宿主，又是传播媒介。四种疟原虫的生活史基本相同，现以间日疟原虫为例阐述如下。

（1）在人体内的发育：包括肝细胞内的发育和红细胞内的发育。

①红细胞外期（红外期），即疟原虫在肝细胞内的裂体增殖。当体内含子孢子的雌性按蚊刺吸人血时，子孢子即随蚊唾液进入人体，约30分钟后随血流进入肝细胞内进行裂体增殖，发育为红外期成熟裂殖体（内含许多裂殖子）；肝细胞破裂后，释出的裂殖子一部分侵入红细胞内开始红细胞内期的发育，一部分裂殖子则被吞噬细胞吞噬杀灭。间日疟原虫完成红外期的时间约8天，三日疟原虫为11～12天，恶性疟原虫约6天。红外期与疟疾的潜伏期长短有关。

②红细胞内期（红内期），即疟原虫在红细胞内的裂体增殖。红外期的裂殖子侵入红细胞，发育为早期滋养体，然后发育为晚期滋养体、未成熟裂殖体，最后发育为成熟裂殖体。成熟裂殖体使红细胞破裂，裂殖子释出，一部分再次侵入其他红细胞，重复其红细胞内的裂体增殖。其余裂殖子则被吞噬细胞吞噬消灭。间日疟原虫完成一代裂体增殖约需48小时，三日疟原虫约需72小时，恶性疟原虫需36～48小时。红内期与疟疾的发作和再燃有关。

红内期疟原虫经过几代裂体增殖后，部分裂殖子侵入红细胞不再进行裂体增殖，而是发育为雌、雄配子体。配子体是疟原虫有性生殖的开始。配子体的进一步发育需在蚊体内进行，否则在人体内经30～60天，即因衰变被吞噬细胞杀灭。

（2）在蚊体内的发育：当雌性按蚊刺吸病人血液时，红细胞内的各期疟原虫被吸入蚊胃，仅雌、雄配子体继续发育为雌、雄配子，其余各期疟原虫均被消化。雌、雄配子结合，形成圆球形的合子（完成配子生殖），合子伸长能活动，成为动合子，动合子穿过蚊胃壁在蚊胃外膜下发育为囊合子，囊合子内的虫体反复分裂完成孢子增殖，形成数千至数万个梭形子孢子。子孢子是疟原虫的感染阶段。子孢子随胀破的囊壁释出或由囊壁上的微孔逸出，随蚊血、淋巴液到达按蚊唾液腺。当按蚊再次刺吸人血时，子孢子即可随蚊唾液进入人体，开始在人体内的发育。此期与疟疾的传播流行有关。

3. 致病性　疟原虫侵入人体后，经过包括红细胞外期发育和红细胞内期裂体增殖的一段潜伏期后即引起疾病。红内期的疟原虫是主要致病虫体。

（1）疟疾发作：典型的疟疾发作表现为周期性寒战、高热、出汗退热三个连续阶段。这是因为成熟裂殖体使红细胞破裂而释放出的大量裂殖子、疟原虫代谢产物及红细胞碎片，刺激单核吞噬细胞和中性粒细胞释放内源性致热原，作用于人下丘脑的体温调节中枢，引起发热，发作后的间歇期无明显症状。由于疟原虫红细胞内期裂体增殖的周期性，故疟疾的发作也具有典型临床特征和周期性。间日疟和恶性疟隔日发作1次（48小时），三日疟每隔两日发作1次（72小时）。

（2）再燃与复发：疟疾急性发作停止后，红细胞内残存的疟原虫因抗原变异逃避人体的免疫作用，又大量增殖，再次引起疟疾发作，称为再燃。若疟疾经治疗后，血内的疟原虫已经消失，肝细胞内迟发型子孢子被激活，开始裂体增殖并侵入红细胞引起疟疾发作，称为复发。复发多发生于初发的半年以后。恶性疟原虫和三日疟原虫无迟发型子孢子，故只有再燃而不引起复发。间日疟原虫和卵型疟原虫既可再燃，又可复发。

(3) 贫血与脾大：疟疾反复发作几次后，红细胞被大量破坏，可出现不同程度的贫血，尤以恶性疟为甚。由于疟原虫及代谢产物的刺激，使脾充血及单核吞噬细胞增生，脾脏明显肿大。

(4) 凶险型疟疾：多见于恶性疟患者，可出现持续高热、抽搐、昏迷、重症贫血、肾衰竭等凶险病状，称凶险型疟疾。此型疟疾发病急骤，病死率高。临床分为脑型、超高热型、厥冷型和胃肠型等，以脑型为多见。其发生机制可能与脑微血管被疟原虫寄生的红细胞黏附、阻塞引起局部缺氧及细胞损伤有关。

(八) 蚊

蚊通过叮人吸血传播多种疾病，对人类危害很大，是重要的医学节肢动物。与疾病有关的蚊类有按蚊、库蚊和伊蚊三属。

蚊属于小型昆虫，体呈灰褐色、棕褐色或黑色，分头、胸、腹三部分。体长 1.6 ~ 12.6mm，头部半球形，有复眼、触角及触须各一对，喙细长如针状，由下唇及藏入其内的六根刺针即上颚一对，下颚一对，上内唇及舌各一根共同组成，为典型的刺吸式口器。雌蚊兼吸人和动物血液，雄蚊因口器退化不吸血。胸部分前、中、后胸三节，有足三对，翅一对；腹部细长，分节明显。

蚊为全变态发育，生活史经卵、幼虫（孑孓）、蛹及成虫四个阶段。卵、幼虫和蛹均在水中生活，成虫生活于陆地。雄蚊以植物汁液为食，于交配后死去，雌蚊需吸血后卵巢才能发育，卵成熟后产在适宜水体。蚊完成一代生活史需 9 ~ 15 天，一年可繁殖 7 ~ 8 代。

河水、稻田、污水坑、树洞积水等均可成为蚊的孳生地。雌蚊在23℃ ~35℃时运动活跃，吸血频繁，外界气温在 10℃以下时蚊开始越冬，伊蚊以卵越冬，微小按蚊以幼虫越冬。除白纹伊蚊于白天吸血外，其他蚊种多在夜晚吸血。我国蚊种一般在每年的 3 月开始出现，5 月起开始上升，7 ~ 8 月达到高峰。热带、亚热带地区适宜蚊生长，无越冬现象。

成蚊通过叮刺、吸血致皮肤红肿瘙痒，并可作为虫媒传播多种疾病，包括疟疾、丝虫病、流行性乙型脑炎、登革热、西尼罗热等。

防治应消除孳生环境，杀灭成蚊和幼虫，做好个人防护，避免蚊虫叮咬。

(九) 蝇

蝇能传播多种疾病，是重要的医学节肢动物。我国常见种类有舍蝇、家蝇、大头金蝇、麻蝇、丝光绿蝇、巨尾阿丽蝇、厩腐蝇等。

蝇体粗短，体长 5 ~ 10 mm，呈暗灰、黑或黄褐等色，有些蝇类带有金属光泽的绿色、蓝色等。蝇全身有鬃毛，分头、胸、腹三部分。头部呈半球形，具有复眼、触角各一对，单眼三个；多数蝇类的口器为舐吸式，吸血蝇类的口器为刺吸式。胸部有翅一对，足三对，足跗节末端各有一对爪和爪垫，其上密布细毛，并分泌黏液，可黏附及携带大量病原体。腹部呈圆筒状，分节明显。

蝇为全变态发育，生活史经历卵、幼虫（蛆）、蛹和成虫四个阶段。完成一代发育需

8～10天，每年繁殖7～8代，成蝇寿命1～2个月。

蝇多栖息孳生于粪便、垃圾、腐败的动植物及其土壤中，属杂食类昆虫，既食人和动物的粪便、脓血，又食瓜果、饭菜等，有边呕吐、边进食、边排泄的生活习性，其消化道、唇瓣、爪垫细毛和黏液及全身鬃毛均可黏附和携带大量病原体，可机械性传播多种疾病。蝇善飞翔，有趋光性。白天活动，夜间栖息。热带蝇种多以7～9月密度最高，不耐热蝇种可于每年的4～5月和10～11月出现2次密度高峰。蝇密度与夏秋季胃肠道传染病的流行密切相关。大多数蝇类以蛹越冬，少数蝇类以幼虫和成虫越冬。

蝇除骚扰人、污染食物外，更为重要的是传播疾病，某些蝇类幼虫可作为病原体直接引起蝇蛆病。机械性传播为主要传病方式，传播的疾病主要有伤寒、痢疾、霍乱、脊髓灰质炎、蠕虫病、阿米巴痢疾、肺结核及结膜炎等。某些蝇类可作为眼结膜吸吮线虫的中间宿主（生物性传播）。

防治主要是清除孳生场所，杀灭蛆、蛹和成虫。注意饮食卫生和个人卫生。

（十）蚤

蚤成虫体小，左右扁平，棕黄色或深褐色，体分头、胸、腹三部分，有刺吸式口器及足三对，长而粗壮，无翅，善于跳跃。

蚤的生活史为全变态发育，包括卵、幼虫、蛹和成虫四个阶段。由卵发育为成虫约需1个月，成蚤寿命1～2年。

雌、雄成蚤均吸血，有边吸血、边排便的习性；耐饥饿能力很强，可长达10个月以上，善跳跃；对温度敏感，当宿主体温过高或降低时，自动离开另觅新的宿主。

蚤主要通过生物性传播方式传播鼠疫、地方性斑疹伤寒等。

防治应着重处理蚤的孳生地，灭鼠，猫和犬皮毛中的蚤可用除虫菊、三氯苯醚菊酯等涂搽、洗浴。

（十一）虱

寄生于人体的虱为人虱和耻阴虱。人虱又分为人头虱和人体虱。

虱成虫长椭圆形，体小，扁平，呈灰白色或灰褐色，分头、胸、腹三部分。具刺吸式口器一个，无翅、有足三对，足的胫突与爪配合形成的抓握器，能附于宿主毛发与衣物纤维上，不易脱落。耻阴虱体形粗短似蟹，若虫形似成虫，但体小，生殖器官未发育成熟。

虱为渐变态发育，生活史分卵、若虫和成虫三个阶段。由卵发育为成虫约需16天，成虫寿命1个月。人头虱多寄生于人头发根部，人体虱多寄生于内衣缝，耻阴虱主要寄生于会阴部阴毛处。

雌、雄若虫和成虫均嗜吸人血，常边吸血、边排粪，虱粪内或被压碎的虱体内的病原体可经损伤的皮肤侵入人体，引起疾病。虱对温度及湿度敏感，当宿主因患病体温过高、出汗或死亡体温降低时，虱会逃离人体，转换新宿主。

虱通过生物性传播方式传播流行性斑疹伤寒和虱媒回归热等。耻阴虱可通过性接触途径传播病原体。

防治应搞好个人和公共卫生，保持衣、被及身体清洁。灭虱可用0.01%～0.02%二氯苯醚菊酯或0.01%的氯菊酯醇剂涂擦，也可用50%的百部酊涂擦杀灭耻阴虱。

（十二）蜱

蜱为蛛形纲节肢动物，包括硬蜱和软蜱两大类。我国主要的虫媒蜱种有全沟硬蜱、亚东璃眼蜱、草原革蜱、乳突钝缘蜱等。

蜱虫体呈椭圆形，黄灰色，体长 2 ~ 10 mm，饥饿时背腹扁平，吸饱血后胀大如豆，呈红褐色。虫体分颚体和躯体两部分，颚体前端有螯肢一对，无翅，有足四对，硬蜱背面有盾板而软蜱无盾板。

蜱的生活史包括卵、幼虫、若虫、成虫四个时期。幼虫、若虫和成虫孳生于森林、草原、畜圈等处，均能刺吸人畜血液。硬蜱寿命 1 个月至 1 年，软蜱为 5 ~ 6 年或更长。蜱通过叮刺吸血、分泌毒素可造成人体局部皮肤充血、水肿、急性炎症反应及肌麻痹等直接损害，严重者可致蜱瘫痪，导致死亡。间接危害是通过生物性方式传播森林脑炎、新疆出血热、Q 热、蜱媒回归热、莱姆病等。蜱能长时间保存一些病原体，并经卵传递，属于自然疫源性疾病的重要虫媒。

（十三）螨

螨为蛛形纲节肢动物，危害人体的螨有以下几种。

1. 恙螨 恙螨幼虫呈椭圆形，橘红色或淡黄色。生活史包括卵、前幼虫、幼虫、若蛹、若虫、成蛹及成虫七个阶段。恙螨孳生于地势低洼、潮湿、杂草丛生、鼠类较多的地方，幼虫侵入宿主体表寄生。恙螨可借宿主迁移、携带而播散病原体。恙螨幼虫可通过生物性传播引起恙虫病。

2. 疥螨 一种永久性寄生螨，寄生于人体的为人疥螨。成虫呈类圆形，背面隆起，乳黄色，虫体约 0.2 ~ 0.5 mm。疥螨的生活史，经历卵、幼虫、前若虫、后若虫及成虫五个时期。疥螨多寄生于人体柔嫩皮肤表层内，啮食角质层组织形成隧道，并在其中发育为成虫并产卵。由卵发育为成虫需 8 ~ 17 天。人体经直接或间接接触感染。雌螨啮食角质层组织，形成皮下隧道，引起对人体的机械刺激和致敏作用。皮损常为淡红色丘疹、水疱及隧道，针头大小，对称分布。患者最突出的症状是剧痒，搔抓后可引起继发性感染，临床称为疥疮。从病变处发现隧道、检出虫体即可确诊。注意个人卫生。及时治疗，消毒病人衣物和卧具是防治关键。治疗药物有硫黄软膏、苯甲酸苄酯乳剂等。

3. 蠕形螨 俗称毛囊虫，致病虫种有毛囊蠕形螨和皮脂蠕形螨。成虫细长呈蠕虫状、乳白色，半透明，长 0.1 ~ 0.4 mm。蠕形螨的生活史包括卵、幼虫、前若虫、若虫和成虫五个时期。本虫经接触方式侵入人体毛囊或皮脂腺寄生。常寄生于鼻、额、颈、外耳道、背等皮肤处。主要取食宿主细胞和皮脂腺分泌物。毛囊蠕形螨以群居形式寄生于毛囊深处；皮脂蠕形螨以单个形式寄生于皮脂腺和毛囊内。蠕形螨是酒渣鼻、痤疮和脂溢性皮炎等疾病的病因之一。临床上常用挤压涂片法或透明胶纸法采集标本，光镜下检出该虫即可确诊。防治应加强卫生宣传教育，注意个人卫生。治疗用甲硝唑，局部可用硫黄软膏、苯甲酸苄酯乳剂等涂擦皮肤，有一定疗效。